大往生のコツ

ほどよくわがままに生きる

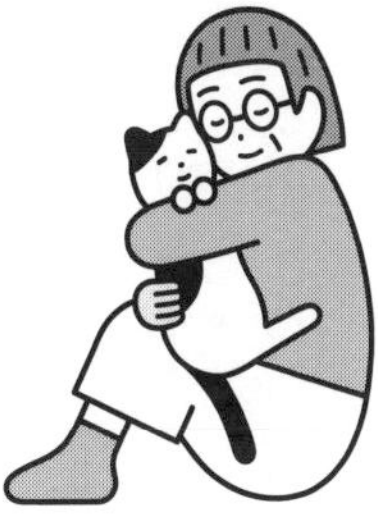

在宅ホスピス医・僧侶
小笠原文雄

アスコム

はじめに

医師として、僧侶として今まで、およそ3000人の「人生最期の日々」に寄り添ってきました。

幸せそうに旅立つ方もいれば、苦しみながら最期のときを迎える方もいます。

その違いは何なのでしょうか。

それぞれに個別の事情はあるものの、幸せな方に共通しているのは「我慢」をなるべくせずに、ストレスの少ない生き方をしているということ。苦しんでいる方は、周囲の目や家族の意見を気にして、言いたいことも言えず、やりたいこともかなえられないまま、亡くなっていくことが多いのです。

ストレスがたまると、気持ちがふさぐだけではありません。血流が悪化し、免疫力が低下し、体の健康にも影響が出ます。その結果、体調を崩して早くに亡くなってしまうケースは珍しくありません。

それとは逆に、医師から余命宣告を受けた後でも、ストレスの少ない生活に切り替えてからみるみる体調が回復し、余命期間を大幅に過ぎても笑顔で長生きする方を数多く見てきました。

言いたいことを言い、食べたいものを好きなように食べて、お酒も飲んで、そのほうが心も体も元気でいられます。

ただし、過ぎたるは及ばざるがごとし。食べ過ぎ、飲み過ぎがよくないのはもちろん、人間関係においても自分の我を通すことばかり考えていては、幸せから遠ざかってしまいます。

一方的なわがままだけではいけません。自分が我慢しないのはもちろんですが、周囲の方や家族も我慢をせず言いたいことを言い、誰かが犠牲になることなくお互いの意見を尊重し、みんなが幸せになることが大事です。

私は、そうした生き方を「ほどよくわがまま」という言葉に込めました。周囲に迷惑をかけるわがままではなく、周囲とまるく調和するような生き方です。

先日、私も後期高齢者になりました。高貴高麗者《こうきこうれいしゃ》として生きるにはどうしたらよいのか自問自答しています。

人として、75年
僧侶として、66年
医師として、51年
在宅ホスピス医として、34年

喜怒哀楽の人生を送り、数え切れないほどの死に顔を見てきました。目をふさぎたくなるようなお顔から仏様のように優しく穏やかなお顔までいろいろなお顔を拝見していると、大往生とはどういうものか、と考えさせられます。

今の世は、科学中心になりつつあります。科学の発展により、楽しみや喜びを得られて、楽になれた、安心して暮らせるようになったのも事実です。病院があるから助かる命も増えました。しかしながら「安らかに旅立ててよかった」と思えるケースが減っているのではないかと感じる日々です。

特に若い頃、病院の医師として、病気の診断学と生命の延長（治療）の研究に重点を置いていたときは、患者さんは苦しみながら亡くなっていくのが当たり前という悲惨な状態でした。

やがて自分が病気となり、やむなく病院をやめて開業することになりました。そして周囲から望まれるままに在宅医療を提供し始めると、自然な流れで在宅ホスピス医になっていました。そこで気づいたのは、在宅で治療を受けると大勢の方が安らか、大らか、朗らかに生きて、清らかに旅立てていることです。特に、一人暮らしの方でも大往生しているのが驚きです。人生の最期を、自宅で迎えたいのであれば、「ほどよくわがまま」になって希望をかなえたほうがよいでしょう。

ほほえみのなかで旅立てると、その後、遺族も笑顔で暮らすことができます。そこで、2013年、『上野千鶴子が聞く　小笠原先生、ひとりで家で死ねますか？』（朝日新聞出版）では、「ひとりでも死ねるんだよ」ということ「在宅ケアのコツ」を伝えたつもりです。

2017年の『なんとめでたいご臨終』（小学館）では、「ひとりで死んでも幸せなんだよ」とお知らせしました。

2023年の『最期まで家で笑って生きたいあなたへ なんとめでたいご臨終2』（小学館）では、「家で死んでも楽だからお金がかからない」ということや「心不全でも元気で長生きするコツ」などを書きました。

今回は、人生の終盤を幸せに過ごし、ほほえんで最期を迎えるためのコツを書いています。この本が、多くの方の生きる指針になれば幸いです。

在宅ホスピス医・僧侶　小笠原文雄

目次

第1章 我慢こそ、健康の大敵

第2章 「ほどよくわがまま」になれる心構え

第3章

笑顔で長生きするための生活習慣

第4章 ― 認知症を恐れなくていい

第5章 ― おひとりさまでも幸せに旅立てる

第6章 ― 病院が「幸せな老後」を妨げる

第7章 ― 人生の最期を自宅で安らかに過ごす方法

※この本に登場する患者さんと家族は、すべて仮名です。年齢と病名は、在宅医療を始めたときのものです。
※文中の「小笠原内科」の正式名称は「小笠原内科・岐阜在宅ケアクリニック」です。

第1章

我慢こそ、健康の大敵

好きなものを食べてストレスがないほうが長生きできる

年を取ると、健康のために食事に気をつける方が増えます。血圧を気にして塩分を控えたり、お酒を控えたりしているのではないでしょうか。健康に気を遣うのは悪いことではありません。しかし私は、あれもダメ、これもダメという考え方はあまりいいことではないと思います。日常生活で我慢することが増えると、かえってストレスがたまり健康を害してしまいます。

ストレスがたまって交感神経が優位になると、血管が収縮して血液の通り道が狭くなります。全身の血流が悪くなるため、体のあちこちに不調が出やすくなるのです。これでは、本末転倒です。

さらに悪いことには、ストレスによって強く交感神経が興奮すると、血液が固まりやすくなります。例えば、心筋梗塞《しんきんこうそく》や脳梗塞など血管の中で血が固まる病気（血栓症）の人がストレス空間にいることは危険なので、極力避けることが重要です。

私は、ご高齢の方は、**我慢をしないほうが笑顔で長生きできる**と思うようになりました。これまで診察してきた患者さんでも、我慢をしないことで元気を取り戻した方がたくさんいます。

病院に入院しているほうが安心・安全だと考えるのは間違いではないのか、国民も医療界も変わらなければならないのではないかと考えるようになりました。

私が受け持った77歳の患者さんで、重症の心不全だった戸川恵子《とがわけいこ》さんについてお話ししましょう。心不全では、心臓のポンプとしての機能が低下するため、息切れやむくみなどの症状がだんだんと悪化します。戸川さんについても、誰もが「もうすぐ亡くなるのだろう」と思っていました。ところが、予想より1年2カ月もぴんぴんと長生きしました。

2022年8月、入院していた頃の戸川さんは、食事制限され、寝たきりの状態でした。「どうせ死ぬのなら、自分の家がいい」という思いで退院しました。その際には、心臓が停止してもまた動くように体内に装着した「埋め込み型除細動器（ICD）」などを、すべて外したのです。最期の数日を家で過ごすだけならば、こうした装置は不要だと考えられたからです。

こうして大好きな家に帰ってきた戸川さんは、周囲の予想に反して、とても元気になったのです。起き上がれるようになったばかりか、身の回りのことは自分でできるようになりました。

死を覚悟していた戸川さんには、我慢することなど何もありません。食べたいものを食べ、好きなことをやって、自由気ままに暮らしていました。

私は戸川さんに、体重測定だけは毎日行うように指導していました。体重が増えていたら、心不全が悪化してむくみが増えていることがわかるからです。心不全が憎悪して体内に余分な水分がたまると、さらに心臓に負担がかかります。そのため、体重が増えた場合には体内の余分な水分を減らす目的で、利尿剤を飲むように伝えていました。戸川さんが心がけたのは、これだけです。それでも体重が減らないときは訪問看護師に電話をして、利尿剤の注射をしてもらうように、事前約束指示をしていました。

2023年10月戸川さんが亡くなる前の夜に食べたのは、好物のウナギ。そして当日、朝食を済ませ、新聞を読み、出勤する息子に**「昼はカレーライスを食べるわ」と話をしていた**とき、戸川さんの心臓は止まりました。ふわ～として意識がなくなり、一切苦しむことなく旅立ちました。

「ほどよくわがまま」で、笑顔で長生き、ぴんぴんころりの大往生でした。

人生100年時代の「ぴんぴんころり」とは

皆さんは「ぴんぴんころり」という言葉について、どのようなイメージを抱いていますか。何の病気もせず、健康でぴんぴんと自立した生活を送り、薬を飲んだり寝込んだりせずにころりと死ぬことだと考えているのではないでしょうか。

こうした「ぴんぴんころり」は、人生50年時代の、古い考え方だと思うのです。当時は、急性疾患の治療法が確立されておらず、救急医療が充実していませんでした。そのため、ころりと命を落とす突然死も少なくありませんでした。

しかし、医療技術が進んだ今は違います。突然死が減り、日本人の平均寿命が延びたことで、多くの人がゆっくりと頭も体も弱っていきます。そして、最終的には誰かの手を借りて生活しながら、死を迎えます。衰えることも病気になることも自然の摂理で、人生の一部です。

ですから、**人生100年時代の「ぴんぴんころり」は、たとえ病気があっても、亡くなる直前までぴんぴんと元気に暮らし、ころりと苦しむことなく亡くなる、幸せな最期**だと思うのです。

平均寿命が50歳程度だった時代ならともかく、90歳、100歳まで生きることが珍しくない現代では、人間は病気をするのが当たり前。病気を退けようとして、「～してはならない」「～すべきだ」と自分を縛りつけると、ストレスがたまります。

それに、入院してさまざまな治療を受けたところで、必ずしも健康な体に戻れるとは限りません。

ならば、健康と病気を切り分けるのではなく、どちらも人生の一部と考えてみませんか。

たとえ「病気のデパート」になってからでも、ぴんぴんと自分らしい生き方はできます。そして、「寝たきりになったら、人生はおしまい」というわけではありません。

緩和ケアの技術が進んだことで、がんの末期でも痛みに苦しまず、家族にも迷惑をかけないで、住み慣れた家で最期を迎えられるようになりました。

健康でも病気でも希望を持って、笑って生きて笑って死ねる。

今は、そんな時代なのです。

「無理して食事制限」「無理して運動」は逆効果

「小笠原先生は、とてもお元気ですね。どんな健康法をやっていらっしゃるんですか?」

このように尋ねられることもあるのですが、特別なことは何一つやっていません。まあ、強いて言えば「腹八分に医者いらず」と思い、食べ過ぎたら翌日に控えるようにするくらいです。

食事については、妻が作ってくれた料理や会席の場で出された料理を、「いただきます」とおいしく食べています。健康のために特別な食品を口にすることはないし、仕事柄、カップラーメンを急いでかき込むときもあります。

私は、栄養学の観点から見て、正しい栄養バランスを守った食事をしているわけではありません。そうしたものを守ろうとすると、どうしても我慢が増えてしまいます。やはり自分が食べたいものや、好きなものを食べていれば元気が出ます。食事を、カロリーや栄養素などの数字だけで管理するのは、ストレスの原因になります。

運動も、本人が好きなら続ければ効果がありますが、あまり体を動かすのが好きではないのに、無理に運動をするとかえってストレスを増やします。

私自身、運動は、血管を広げる「あくび体操」（94ページ参照）を朝起きたときや寝る前、仕事の合間などにやる程度です。1回に30秒かからないのがいいですね。ウォーキングや筋力トレーニングは行っていません。

また、75歳の今も外来や在宅医療を行い、講演で日本各地を回りますが、だからといって健康体というわけではないのです。

私は今から50年ほど前に名古屋大学医学部を卒業した後、研修医として岐阜県内の市民病院に勤務しました。その頃は、朝9時前に病院へ行き、夜10時過ぎまで仕事をする毎日で、当直のときはほぼ徹夜でした。毎月100時間以上の時間外労働は、研修という名のサービス残業でした。初任給は看護師のほぼ半分でした。

大学病院に戻って医学博士となり、関連病院に赴任してからもこうした生活を続けていたところ、網膜《もうまく》に血栓ができて、視力が低下しました。

網膜は眼球の内側にある神経の膜で、非常に細い血管が張り巡らされています。この血管に血の塊である血栓が詰まったため、視力が落ちたのです。

そこで、抗凝固療法としての薬に加えてステロイドホルモンを内服していたら、総コレステロール値が240mg／dlから300mg／dl近くまで跳ね上がりました。総コレステロールの基準値が120〜220㎎／dlなので、異常に高い値です。

血栓症の治療だけでなく、その後、網膜剥離《もうまくはくり》や硝子体《しょうしたい》、網膜黄斑上膜《もうまくおうはんじょうまく》、白内障の手術などは10回ほどになり、入退院を繰り返しました。さらに、週刊誌で「名医が飲んではいけない薬」と記載されているコレステロールを下げる薬を、〝迷医〟に惑わされないように、40年間飲み続けてきました。

これからも私の目がよくなるとは思えず、薬を飲み続ける日々が続くでしょう。「つらい」と思えばそうですが、だからといって、今では自分のことを「悲しい」「みじめ」だとは思いません。

もちろん、目はきちんと見えたほうがうれしいし、薬も飲まずに済ませられたほうがよいに決まっています。

ただ、病気が治る・治らないは、結果に過ぎません。どちらになるにせよ、**いずれ人間は死にます。病気になると憂鬱《ゆううつ》になるのは当たり前ですが、それ**

でも、あくび体操でもして、一日一日をのんびりと、笑顔で過ごしていくことが大切なのではないでしょうか。

病気をまったくせずに元気でいることを「無病息災《むびょうそくさい》」といいますが、これにこだわり過ぎるのも考えものです。眉間にシワを寄せて「～してはいけない」「～すべきだ」と無理をすると、ストレスをためて健康を損なうことにつながるからです。

それに、人生１００年時代において、病気を抱えて生きるほうが、人間として自然なことではないでしょうか。

一病息災。二病息災。多病息災。

病気があるからこそ、いのちの喜びを深く感じ、心が生き生きと輝くのだと、私は多くの患者さんから教えてもらいました。

言いたいことを言う、我慢しない

我慢をせず、「ほどよくわがまま」がいいのは、食事や運動だけでなく、人間関係においても同じです。

ご高齢で病気がちな方ほど、「家族の迷惑になるから」と自分の望みを言い出せずにいることが多いようです。やがて気持ちがふさぎ込んだり、病状を悪化させたりしがちです。私は、遠慮をせずに家族や周囲の人に自分の気持ちを伝えたほうが、心が健やかでいられると思います。

ただし、家族に我慢を強いるようでは意味がありません。本人もその家族も、それぞれに言いたいことを言ったほうがいいですし、我慢をしたり、お互いに我慢を強いたりしないことが大事です。そして、全員の希望に近づく形で歩み寄り、折り合いをつけるのです。もしも、歩み寄る際にあまりにストレスが多いのならば、時の流れを待ちましょう。

小笠原内科には、**「癒やしを提供する者は、自らが癒やされていなくてはならない」**という理念があります。これは医療関係者に限らず、すべての人に共通することだと思っています。

「愛する人が死ぬなんて」と憂鬱《ゆううつ》な顔をしていたり、「顔も見たくないのに」という気持ちを押し殺して会っていたり、願ってもかなわないことを諦め切れないでいたら、自らが癒やされてはいないですよね。

加えて、トイレや入浴などの介助は、慣れない人が行うと疲れてしまいます。そのために、介護を始めてから家族関係が悪化することは決して珍しくありません。

詳しくは第2章で紹介しますが、例えば、長年横暴な振る舞いをしてきた男性が「余命1カ月なので、自宅で最期を過ごしたい」と希望したとしても、妻のほうは到底受け入れられません。そのような場合は、妻は長期の旅行に出かけて、夫の介護はプロにすべて任せるという選択肢もあります。**妻なのだからと我慢を強いられる必要も、夫に病院にいるように我慢を強いる必要もありません。**

家のあり方は実にさまざまです。家族全員が非常に仲がよい家もあれば、仕事に追われていてすれ違いの多い家や、嫁姑関係が悪化してまったく行き来のない家、天涯孤独の家もありました。

それぞれの家族関係や生活環境、経済状況に合った、誰もが納得できる生き方と死に方をすることが大往生です。

これからの人生で「今」が一番若い

人生は一度きりです。そして、これからの人生の中で、今が一番若いのです。ですから、やりたいことを思う存分やりましょう。

好きなものを食べて、好きなことをして、好きなことを言って、朗らかに笑って毎日を過ごせば、免疫細胞が活性化して免疫力が上がります。

世間体や家族の都合よりも自分の本心を優先させるほうが、心も体も元気になり、結果としてみんなが「よかった」と思うことが多いのです。

それなのに、多くの人が古くさい家族観や医療観に縛られたままではないでしょうか。

「子どもに迷惑をかけてはいけない」

「介護は家族がするものだ」

「高齢になってからでも、病気であれば入院して徹底的に治療すべきだ」

「孤独死だと、変なうわさが立ちそう」

こうした**世間体や思い込みのために我慢をして、知らず知らずのうちにご高齢の方が免疫力を下げている**ことも少なくありません。


まず、介護保険制度のおかげで、介護ヘルパーや訪問入浴、デイサービスなど、プロの人たちに少ない負担で、身体的なケアを頼めるようになりました。寝たきりになって介護が必要になったとしても、家族に迷惑はかかりません。

そして、老後のお金については、家賃の高いマンションに住んでいたり、高級食材を買い続けたりしない限り、病気で在宅医療になったとしても、たいていの場合は国民年金でまかなえます。

一人暮らしの患者さんでも、本人が希望すれば最期まで家にいられます。同居の場合も同じように、家族は何もしなくていいのです。介護離職が社会問題になっていますが、家族の介護のために仕事を辞めたり、若い人が勉強や友だちづき合いを制限したりする必要はありません。

このことが患者さんの家族になかなか理解してもらえなくて、私は2時間以上かけて説明するときもありました。

家族の負担を軽減し、介護を社会全体で支えることを目的に作られたのが、介護保険制度です。「救いの神」ともいえるこの制度を使って、しっかりと介護サービスを受けることが大事なので、208ページの「介護の負担を減らす10カ条」で詳しく説明します。

患者さんの中には、「病気の私は家族にとって邪魔な存在」「病人は家にいるよりも病院にいたほうがいい」と思い込んでいる方がいます。

本人が病院にいたいのならば別ですが、多くの場合、本心では家で過ごすことを望んでいます。家族についても、帰りたがって苦しんでいる様子を見ると、安心できないのではないでしょうか。

繰り返しますが、**たとえ寝たきりになっても介護のプロに任せれば、身体的なケアはほとんど行ってくれます。ですから、笑顔で、安心して家で過ごしてください。**

また、病院で在宅医療を勧められると、「医師に見捨てられた」「治療を放棄した」とショックを受ける方もいますが、これは間違いです。在宅医療を勧めるのは、とてもよい医師なのです。病院でも取れなかった苦しみが、家に帰ったら消えて、患者さんが笑顔に変わることを知っている医師だから、家に帰ることを提案しているのです。

病院は、病気と闘う場所です。つまり、救命救急医療・高度医療・感染隔離医療を行う場所です。当然、医師や看護師には緊張感があり、患者さんはストレスがたまります。このような空間にいることに疲れたのならば、病院から離れて、自分の家で過ごしましょう。むしろ、退院を許可しない医師のほうがよくないのです。

孤独死については、一人でいるときに死ぬことではありません。**医師や看護師のいる病院で死んでも、心が孤独であれば孤独死。**それがわからない人がいるのが残念です。たとえ一人でいるときに亡くなったとしても、自分らしく暮らせていたのならば大往生なのです。

思いどおりに生きると、寿命が延びた

私の患者だった遠藤崇史《えんどうたけし》さんは、一級建築士です。62歳のときに大腸と食道にがんが見つかり、肝臓にも転移していました。

病院の医師は「入院をして抗がん剤治療をすると余命6カ月。1カ月で死ぬこともある。入院しなければ3カ月」と言いましたが、遠藤さんは自宅で過ごすことを選びました。その理由は、**「仕事をしたい。抗がん剤で1～2カ月延命をするよりも、進行中の仕事をやり遂げたい」**ということでした。

遠藤さんは、小笠原内科の緩和ケア外来に通院し、仕事に専念しました。通院し始めて5カ月後に、遠藤さんの体力が落ちたので、在宅ホスピス緩和ケアに切り替えました。体調のよい日には仕事に励むだけでなく、夫婦でお寺参りに行ったり、孫と遊んだりしていました。

こうして、がんと宣告されてから7カ月の間を笑顔で過ごし、仕事を全うして、家族に見守られながら遠藤さんは旅立ちました。

抗がん剤よりも、「やりがい」が寿命を延ばしたのでしょう。

「希望」が患者さんの状態を改善させることもあります。

木下洋子《きのしたようこ》さんは、末期がんと診断され、ほぼ寝たきりで過ごしていました。通常であれば入院するところですが、山間部で暮らしていた木下さんは「山で死にたい。入院したくない」と話していました。近くに24時間診てくれる診療所もなく、病状が悪化してもう山では暮らせないだろうと思っていたのです。

娘の真奈美《まなみ》さんから電話で相談を受けた私は「お母さんには『山で死ねるよ』と伝えてあげてくださいね」と話しました。それほど遠くないところで開業している知り合いの医師と一緒に、私が木下さんを支えれば「山で死ぬ」ことができると思ったからです。すると、木下さんはとても喜んで、不思議なことにどんどん元気になっていきました。

治療もしていないのに、1本の電話で元気になる。なぜ、そんなことが起きたのでしょうか。木下さんは「自宅で最期まで過ごす」ことを希望していたのですが、それができないかもしれないと思うと希望をなくし、免疫力が下がるとともにADL（日常生活動作）も下がり、悪循環となっていました。

ところが「家で死ねる。山で死ねる」という電話で希望の光が見え、免疫力も上がったのでしょう。目に見えないいのちを相手にするときには、**注射や手術などの医学的な治療だけでなく、心の治療も重要**だと思っています。

「山で死にたい」と願っていた木下さんは、私が真奈美さんに電話をしてから2年半以上、元気に山で暮らしました。

残された時間が充実していれば死は怖くない

私のゴルフ仲間だった72歳の丹羽昭雄《にわあきお》さんは、大腸がんの手術を受けてから在宅医療を受けていました。かかりつけ医をしていた私や、私の家族と一緒に、清流・長良川《ながらがわ》へ注ぐ鳥羽川《とばがわ》へ釣りに出かけるなど、末期がんとは思えないほど日々の暮らしを楽しんでいました。

ある日のこと、まだ介護保険がなかったので丹羽さんの看護を一人で行っていた妻の文子《ふみこ》さんが、いつものように高血圧治療のため、小笠原内科の外来に来ました。すると、文子さんの最大血圧が２００㎜Ｈｇにまで上がっていました。いつもは１３０㎜Ｈｇなので、かなり高い数値です。そこで私が血圧を下げる薬を増量しようとしたら、「先生、今回血圧が上がったのは恋の病《やまい》と同じで、お薬では下がりません。でもきっと、もうすぐ下がりますよ。オホホ」とほほえんでいました。

その数日後の1992年2月4日の昼に、丹羽さんは大往生されたのです。当日の朝のお話です。

私が丹羽さんの家で診察を終えて帰ろうとしたときに、文子さんに玄関で呼び止められました。

「男の人って最期まで格好つけるんですね。主人ったら、昨晩、『明日、旅に出るから、いつものカバンと靴を用意してくれ』って言うんです。だから『私も連れてって』とお願いしたのですが、『遠いところだから君は家で待ってなさい』なんて言ったんですよ」

「えっ、どういうこと……？」

「先生、枕元のカバンと靴に気がつかなかったの？」

「そういえば、カバンはあったかな……。でも靴は玄関じゃないの？」

「何をおっしゃるの。旅立つのに、枕元に靴がないと困るでしょう」

「えっ、丹羽さん、今日死ぬの？　笑っていたよ。死ぬわけないよ」

そんな会話を交わした後、私は小笠原内科に戻り、外来診療をしていました。2時間後、文子さんから電話が入りました。

「今、主人が旅立ちました」

私は驚きました。

「すぐに、往診します」

すると、意外な返事がありました。

「先生、主人はもう旅立ったんです。それよりも、目の前の患者さんを診てあげてください。**私は夫と二人で最期のときを楽しみたいの**」

「えっ、楽しむ？」と思いながら、外来診療を終えてから訪問したときには、丹羽さんは穏やかな表情で、文子さんもほほえんでいました。

病院の勤務医だった頃に数百人を看取り、「患者さんにも家族にも、死は怖いものである」「死ぬときは苦しいのが当たり前」と思ってきた私は、カルチャーショックを受けました。丹羽さんの清らかな旅立ちと、文子さんの笑顔をきっかけに、私は「家で何かあったら救急車を呼んで病院へ」という考え方を改めました。**病院で延命治療を受けて苦しんで亡くなる方と、丹羽さんのほほえんでいるお顔があまりにも違っていた**からです。この出来事があってから、私は在宅医療に真摯《しんし》に取り組むようになったのです。

それから25年が過ぎ、丹羽さんが旅立った後は一人暮らしをしていた文子さんに、認知症と息苦しさや咳などの症状が出ていました。訪問診療をしたとき、文子さんはしみじみと語りました。

「先生、そろそろお別れね。夫は25年前の顔のままでしょう。私はおばあちゃんになっちゃったわ。こんな顔や姿をしていたら、私を見つけてくれるかしら……」

「大丈夫だよ。丹羽さんのことだから、お迎えに来てくれるよ」

呼吸苦を取るため、文子さんがモルヒネの持続皮下注射を受け始めた数日後、「昨晩、夫が迎えに来たのよ」と訪問看護師に言ったのだそうです。

小笠原内科で訪問看護師から「丹羽さん、せん妄です。薬はどうしましょうか？」と問われて、私は「よかったねぇ、お別れ現象だね。薬はいらないよ」と答えました。

そして、私は丹羽さんの家を訪問し、私の著書『なんとめでたいご臨終』（小学館）を文子さんに見せて、「丹羽さんのエピソードも書いたんだよ」と伝え、そのページを朗読しました。すると、文子さんは「自分で読みたい。本を見せて」と目を輝かせました。意識が鮮明になってきたのです。

しばらくして、私が「今日、旅立つの？」と尋ねたら、文子さんは首を振って、こう答えました。

「先生、西方浄土《さいほうじょうど》ってそんなに広いんですか？　25年も前に『君は家で待っていなさい』と言われて、それからずっと待たされて。私、長い間迎えに来てくれなかった主人に怒っているんですよ。だから3日ほど主人を待たせてから旅立ちます」

「先生、この本面白いから3回も読んじゃったわ」と笑顔で話した文子さんは、結局、3日ではなく1カ月も丹羽さんを待たせてから、「私はもう十分生きました。ありがとう」と言って、旅立ちました。その後、離れて暮らす家族や親族と一緒に、私たちスタッフは文子さんを囲み、笑顔で見送るために全員でピースをした写真を撮りました。

文子さんの旅立ちから、**人と人との関わり、そして目には見えないいのちの不思議さ**を感じずにはいられません。住み慣れた家で自分らしく暮らすと、残された時間が充実して、死が怖くなくなるのだと教えてくれました。

「おひとりさま」のほうが大往生できる！

私は日本在宅ホスピス協会の会長として、日本各地や海外で講演を行ってきました。この活動の中で、社会学者の上野千鶴子《うえのちづこ》さんとの共著『上野千鶴子が聞く　小笠原先生、ひとりで家で死ねますか？』（朝日新聞出版）を2013年に刊行しました。

あれから約10年がたち、一人暮らしの人口はさらに増えました。65歳以上だと男性の7人に1人、女性の5人に1人が一人暮らしです。

「高齢者の一人暮らしは不安だ」

「病気になると一人では暮らせない」

「家で、たった一人で亡くなるのは寂しい」

世間一般ではこのように思われているようですが、本当のところはどうなのでしょうか。

小笠原内科では、これまでに一人暮らしの患者さん、いわゆる「おひとりさま」を136人、家で看取ることにより多くのことを教えてもらいました。

その経験でいうと、**住み慣れた自分の家ならば、何がどこにあるかをすでに知っているので、一人でも最期まで生活ができます。**勝手のわからない病院よりも、安心です。

それに、ヘルパーに来てもらえば、食事やトイレにも困りません。寝たきりになれば、ベッドの脇にタッチパネル式テレビ電話（214ページ参照）を取りつけるといいでしょう。

ですから、**離れて暮らす家族の手を借りなくても、困らずに一人で暮らしていけるのです。**

また、最期は家族に看取ってほしい人もいれば、「誰もいないときに死にたい」と一人で静かにあの世へと旅立つことを望む人もいます。決して一人が寂しいとは限りません。

なにより、家だと誰にも邪魔をされず、気ままに過ごせます。朝からビールを飲めるし、タバコを吸えます。仕事も旅行もできるし、ペットと暮らすこともできます。

好きなところで、好きなことだけをやって朗らかに過ごす一人暮らしだから、大往生を迎えられるのでしょう。

コラム
脳梗塞や心筋梗塞と、ストレスの関係

1995年のある日、私が外来診療を終えた頃、山本敏子《やまもととしこ》さんの息子である真一《しんいち》さんから、小笠原内科に電話がありました。高血圧で外来通院中の山本さんは86歳で、真一さんとは同居しています。

「朝起きたら母が軽い左半身麻痺《まひ》になっていて、午前中に様子を見ていたら、完全に麻痺しちゃいました。すぐ往診してください」

「脳卒中ですね。多分、脳梗塞《のうこうそく》だと思うけど、脳出血だといけないので、入院してください」

「母が『絶対入院は嫌』と言っています。先生の診断どおり、脳梗塞の治療をしてください」

真一さんの言葉に、私も困ってしまいました。ストレスは避けるべきですが、たとえ病院というストレス空間でも治療で改善する可能性が高い場合は、CTで正しく診断してから入院治療をしたほうがよいと思っていたからです。何回も入院を拒否するので、「入院拒否します。何があっても先生にご迷惑はかけません」と、真一さんに念書を書いてもらいました。

そして私が山本さんに入院患者と同じように治療すると、なんと3カ月後には歩けるようになったのです。こういう事例がほかにも3例続きました。

現在は血栓を溶かす効果の高い薬剤があるので、患者さんは入院したほうがよいと思っています。ただ、脳梗塞が発病してから6時間以内に点滴する必要があります。6時間経過して、急激に血栓を溶かすと、虚血になった血管が破れて、脳出血を起こすからです。6時間以上経過した患者さんを病院へ送り込むか、在宅医療をするのか、ハムレットの心境です。

在宅医療で緩和ケアが充実している診療所ならば、家のほうがよいケースも多いと思っています。だからこそ、脳梗塞で入院しても増悪した場合、本人や家族が退院を望まれたときには退院してもらいます。早目に在宅医療をすると歩けるようになるケースもたくさん経験しました。こういう事例を、

『最期まで家で笑って生きたいあなたへ　なんとめでたいご臨終2』（小学館）に詳しく書きましたので、参考にしてください。

日本人の死因として多い心筋梗塞《しんきんこうそく》の場合は、心臓に酸素などを運ぶ冠動脈《かんどうみゃく》に血栓が詰まり、壊死《えし》を起こします。壊死が起こる前に血栓が溶ければよいのかというと、そうではありません。血栓が溶けて、虚血状態の心筋に血液が再び流れると、重症不整脈である心室細動《しんしつさいどう》を起こします。つまり、心停止して死にます。心筋梗塞が起こった後3時間以内、少なくとも3日間は心電図モニターで突然死を防ぐ必要があります。だから、入院はしたほうがよいのですが、よほどのことがない限り長居は無用です。長居すると足腰が弱るほか、高齢者の3割くらいは認知症になります。

血栓症は、短期決戦が重要ですが、将来を見据えた知恵も必要です。入院していると予後が悪い、となるかもしれません。今後、医療界は変わらねばならない。というか、激震が起きるかもしれません。

日本を救うのは在宅医療であり、介護・看護がとても重要です。

第2章

「ほどよくわがまま」になれる心構え

「こうあるべき」と決めつけない

私たちは、自分の視野が狭くなっていることに気づかず、「病人は入院すべき」「一人暮らしならば、家族が面倒を見るべき」などと決めつけやすいものです。

しかし、実際には、たくさんの選択肢があります。悔いの残らない方法を選ぶことができるのだと、知っておいてください。

腎臓がんを患っている川島清子《かわしまきよこ》さんは一人暮らしで、長男の家族が5㎞ほど離れたところに住んでいます。私が川島さんの家で診察していると、長男の妻である律子《りつこ》さんがときどき様子を見に来ていました。

あるとき、川島さんの診察の後で、律子さんから「義母を入院させたいんです」と言われました。こうしたケースは珍しくないので、内心では「やっぱり」と思いつつも、「どうして？」と聞きました。

「昨晩、『トイレに行きたい』と義母に呼ばれました。介護をしてあげたいけど、子どもが大学生で学費がかかるから、私も働かないといけないんです。昨夜みたいに呼ばれると、寝不足で仕事ができなくて」

共働き世帯の割合は、2021年時点で約7割に及びます。**昔は「嫁か娘に介護をしてもらう」という感覚が強かったようですが、もはや現状に即してはいません。**

そこで、私から律子さんに、トイレの問題はポータブルトイレやおむつで対処ができること、寝たきりになってからでも一人暮らしをサポートする仕組みがあることを説明しました。

そんな私たちのやり取りを聞いていた川島さんは、絞り出すような声で言いました。

「明日、入院する」

ただ、その翌日も、翌々日も、川島さんは入院しようとはしません。律子さんも困っているので、次の提案をしました。

○昼も夜もヘルパーに来てもらう

○タッチパネル式テレビ電話（214ページ参照）を設置する

○おむつ交換や食事などはヘルパーに依頼する

こうすれば、川島さんが入院しなくても、律子さんが仕事を減らしたり辞めたりせずに済むのです。**在宅医療を受けるために、誰かが我慢をする必要はありません。**在宅医療で必要なお金については、227ページを参照してください。

しばらく時が流れ、川島さんは寝たきりになりました。私が訪問したときには、律子さんと孫の葵《あおい》さんが来ていました。

その夜、葵さんが川島さんの家に泊まり、翌朝、目が覚めたときには川島さんの呼吸が止まっていました。とても静かに、穏やかに川島さんは旅立ちました。目に涙を浮かべた葵さんと一緒に、川島さんの枕元で笑顔でピースの写真を訪問看護師に撮ってもらいました。

このような笑顔でピースの写真は50組以上になります。大往生を迎えた患者さんを囲んで、患者さんの家族やスタッフたちと一緒にピースをして写真撮影をすることで、笑顔で見送っているのです。

もしも、「こうあるべき」に従って、川島さんが入院していたら穏やかに旅立つことはできなかったかもしれません。

仲の悪い家族と無理に仲直りをしなくていい

「私、息子の嫁と仲が悪いんです。介護されるのは嫌だわ」

在宅医療を受けていた井上芳子《いのうえよしこ》さんは、私にこのように話しました。隣町に長男夫婦が住んでいますが、めったに会うことはありません。ですから、私は井上さんに伝えました。

「来てもらわなくてもいいんじゃない？　**気が合わない人に来てもらっても心は暖かくならないよ**。それに、訪問看護師さんやヘルパーさんが来てくれるから心配いらないよ」

そう話した1カ月後、井上さんはほぼ寝たきりになりました。

そして長男の妻である幸恵《ゆきえ》さんが小笠原内科にやって来て、私に切り出しました。

「先生、義母を入院させてもらえませんか？」

「どうして入院してほしいの？」

「私が介護しなかったら、寝たきりの姑を放置したといううわさが流れて、これから先、肩身が狭くなってしまいます。だからといって、介護はしたくありません」

ここで、それぞれの意向を整理しておきましょう。

○井上さん　最期まで家にいたい、嫁には介護されたくない

○幸恵さん（長男の妻）　姑を介護したくない、うわさの的になりたくない、姑を入院させたい

○俊介さん（長男）　「一人暮らしをしたい」という母親の願いはかなえてあげたいが孤独死させたくない、妻の気持ちはわかる、母親を入院させたい

まず私は、幸恵さんに、ゆっくりと穏やかな口調で伝えました。

「変なうわさが流れるのは嫌だよねぇ……。あなたは井上さんの家まで車で行くことはできるよね？　家の前に車があれば、近所の人はあなたが介護に来ていると思うんじゃないかな。実際の介護はヘルパーさんに任せて、あなたはこそっと安否確認だけしたら、隣の部屋で本でも読んでいればいいんじゃない？」

するとと、幸恵さんは目を丸くして、帰っていきました。私の返事が、思いがけない内容だったのかもしれません。

数日後、私は隣町の長男夫婦の家に行って、俊介さんに伝えました。

「孤独死っていうのは、一人でいるときに死ぬことじゃないよ。心が孤独になって、その中で死ぬことだからね。だから、**たとえ一人でいるときに亡くなったとしても、本人の願いがかなったなら、それは大往生だよ**」

在宅医療について説明すると、俊介さんの表情は少し和らぎました。そのタイミングで、私に同行したＴＨＰ（１９８ページ参照）が提案しました。

「そんなに心配なら、一人になる時間が長くなるときにだけ、身の回りの世話をしてくれる自費ヘルパーを頼んだらどうですか？　それほどお金はかかりませんよ」

やっと俊介さんはうなずきました。

数カ月後、訪問看護師が来ているときに井上さんは旅立ちました。**自費ヘルパーには4万円ほどしかかかりませんでした。**

こうして、井上さんと俊介さん、幸恵さんの全員の願いがかなう、「希望死・満足死・納得死」（詳しくは１５２ページ）が実現しました。

井上さんの場合に限らず、家庭にはそれぞれの歴史があり、それぞれの事情がありません。家族みんなが元気な頃には気にせずに済んでいた問題が、介護などで表面化することも珍しくありません。

そのときに**仲直りをしようとしたり、家族としての役割を押しつけたり、我慢を強いたりすると、全員がストレスを抱える**ことになります。

家族だからといって、急に仲よくなれません。仲が悪いのならば、それをそのまま受け入れてから、全員の願いがかなうように折り合いをつけましょう。**自分の希望も相手の希望も尊重する態度は、わがままではない**のです。

不思議なことに、大往生を目にした家族は皆さん仲直りしていました。

「家族だから」「子どもだから」という固定観念で、入院や家族による介護を強いたために、誰も納得できないまま最期を迎えるケースは、残念ながら少なくありません。現在はいろいろな家族の形、そしてさまざまな介護の選択肢があることを、ぜひ知ってほしいと思います。

病人だけじゃなく家を診るとわかること

病院では、「病気を診るだけでなく、病人を診よ」です。一方、在宅医療では、「病気や病人を診るだけではなく、家も診よ」です。**食事・暮らし・住まい・生きがい・家族まで診る**のです。

訪問診療の際には、私は部屋に飾ってある写真を見たり、庭の様子を眺めたりします。一人暮らしの方だと、冷蔵庫を開けたりもします。家を知ることで、患者さんの食生活や日々の楽しみなどがわかるのです。さらに、患者さんの家族の様子も観察します。当然、患者さんの家族にもそれぞれの生活があり、家庭があり、抱えている事情が違うからです。

患者さんと家族が、我慢を強いる・強いられる関係にならないようにすることが、在宅医療では大事です。介護がきっかけで、うつ病や虐待行為が引き起こされる場合があります。心も体も疲れないように、患者さんだけでなく家族も支える必要があるのです。

夫婦や親子の関係については、かなりこじれていることも珍しくありません。そんな場合には、私は無理に仲直りする必要はないと考えています。**患者さんと家族が本音を出し合い、できるだけ歩み寄って、全員が納得できる結果を出せる形を作ることが大切です。**

例えば、「歩けなくなった母を入院させてほしい」と家族が希望したとしましょう。この希望の背景には、母親への心配もあるでしょうが、昔から親子の仲が非常に悪いという事情が隠れていることもあります。

心理的な問題で家族が介護したくない場合に、患者さんが入院しなければならないわけでも、嫌々ながら介護しなければならないわけでもありません。**わかり合えない関係ならば、直接話し合う必要もないのです。**その例が、前項で紹介した井上さんのケースです。

医師・看護師・介護スタッフのチームによる在宅医療の「医療・看護・介護の3点セット」で、患者さんは住み慣れた家で、安心して一人で暮らせます。そして大往生すれば、家族も喜び、これからの人生を胸を張って生きていくことができるのです。

自分が安らげる「処」を定める

「とにかく家がいいの」と、80歳の河合《かわい》敏子《としこ》さんはいつも言っていました。河合さんは目がほとんど見えず、耳も聞こえにくく、心不全で立つのもやっとの状態。それでも、住み慣れた家で一人暮らしがしたいからと、小笠原内科に訪問診療を依頼しました。

こうして、自宅で暮らしていた河合さんですが、ある日、腰の痛みで、動けなくなってしまいました。いろいろな痛み止めを使っても、まったく効果がありません。原因を突き止めるために、入院をして検査を受けることを私は勧めました。がんが骨に転移して痛みが現れている場合には、モルヒネが使えるからです。

最初は入院を拒否していた河合さんでしたが、痛みの原因を調べるために検査を受けました。すると、末期がんで、骨盤に転移していることがわかりました。

河合さんの強い意向で、検査結果が出たその日に退院しました。モルヒネで痛みが取れて、河合さんに笑顔が戻りました。

そして訪問診療を始めてから8年後に、河合さんは穏やかに旅立ちました。

一人暮らしでも、目が見えなくても、耳が聞こえなくても、歩けなくても、家で最期を迎えることを河合さんは強く望んでいました。家には、自分が暮らしてきた歴史があり、安らげるからです。

最期まで生きていたい「処《ところ》」が定まれば、こころ定まる。
こころ定まれば、穏やかに死ねる。

人によっては、グループホームなどの施設のほうが、穏やかに暮らせるということもあるかもしれませんし、幸せならそれが一番です。大事なのは本人が希望する「処」であることです。

私は今まで、３０００人の患者さんを在宅医療で診療してきましたが、臨終の極みになると、９割以上の方は最期まで住み慣れた家で生きていたいと願っていました。

人間誰もが、生まれる「所《ところ》」は選べませんが、死ぬ「処《ところ》」は自分で選べます。どうか自分の願いをかなえて、大往生してください。

「家に帰りたい」と言い続ける勇気も必要

日本人は、「本音を言わなくても、家族だからわかり合える」という風潮が強いのではないでしょうか。

しかし、「最期まで家にいたい」という願いについては、家族に強く意思表示をしなければ、患者さん自身が不本意な形で入院することも珍しくありません。そして、一度入院してしまうと、「家に帰りたい」という希望が、病院の医師にはなかなか受け入れられないのです。

住み慣れた環境を失うことは、患者さんにとって大きなストレスになります。ですから、**「家にいたい」という希望があるのならば、家族や主治医に口ではっきりと伝えることが大事**です。

特に終末期では、家族が考える最善の選択が、必ずしも患者さんにとって最善であるとは限りません。なぜなら、死が迫っていない人には、死ぬ人の気持ちがわからないからです。

そのため、私が在宅医療について家族に説明するときは、患者さんの性格を踏まえ、過去の事例もお話ししています。時間があり、気力・体力が充実しているときだと、1時間でも2時間でも説明します。

だからといって、どんな状況でも患者さんの希望を最優先するわけではありません。入院治療をして治る見込みが高いのならば、入院するように勧めるのは当たり前であり、医師の倫理からも当然の義務です。

治療をして効果がある人は、もちろん治療を受けたほうがいいでしょう。

しかし、効果がない人や希望をしていない人に治療をすること、また、家に帰りたい人を退院させないことは、虐待かもしれません。

患者さんが家に帰ることを諦める理由は、「一人暮らしだから」「家族に迷惑がかかるから」「お願いできる医療機関がない」などさまざまです。

しかし、この30年ほどで在宅医療の技術は進歩して、末期がんや心不全の患者さんでも自宅で緩和ケアを受けられる時代になりました。いや、**自宅だからこそ、緩和ケアがうまくできる**のです。

好きなところで最期まで生きることは、誰にでも与えられている権利です。ですから、諦める必要も我慢する必要もありません。勇気を持って「家に帰りたい」「最期まで家にいたい」と意思表示をして、朗らかに人生を過ごしてほしいと思います。

大事なのは家族がよかったと思えるかどうか

夫婦仲が冷え切り、家庭内別居が続いていた夫婦のお話です。その夫が余命1カ月となったとき、「家に帰りたい」と言い始めました。妻はどうするのでしょうか。

長谷川隆《はせがわたかし》さんはがんを患って入院し、余命1カ月と宣告されました。「家に帰りたい」と願う長谷川さんでしたが、妻の恭子《きょうこ》さんは強く拒否しました。

長谷川さんの主治医から小笠原内科の相談外来に行くように言われた恭子さんが、嫁いだ娘の愛理《あいり》さんと一緒に来院しました。

私が恭子さんと面会したときは、2人の顔は私のほうを向いているものの、それぞれの体は外側を向いていました。長谷川さんが帰ってくるのを嫌がる恭子さんに対して、愛理さんは「家にいさせてあげればいいじゃないか」と反発していたからです。

私は「かわいそうだ、母娘の未来を救わねば……」と思い、覚悟を決めました。恭子さんに向かって、ゆっくり低音で告げたのです。

「あなたさえいなければ、ご主人の願いはかないます」

その場がシンと静まり返った後、絞り出すように恭子さんが言いました。

「どういうことですか？」

「ご主人の余命は1カ月です。ご主人が家で過ごす1カ月間、奥様が海外旅行をすれば、ご主人の願いはかないます」

ガクッと頭を垂れた恭子さんは、しばらくして私を見つめて断言しました。

「主人を家に連れて帰ります。ただ、私は介護を一切しません」

「わかりました。絶対、ご主人のおむつ交換などしないでください」

こうして長谷川さんは家に帰ってきました。


ある日、長谷川さんの家を訪問すると、部屋には恭子さんのほほえむ姿がありました。驚く私に、こう言ったのです。

「先生、今日、主人のおむつ交換、できちゃった」

「なんでやるの？　やらないいって言ったじゃない」

「看護師さんが、健気《けなげ》に主人の世話をしているのを見て、気がついたらやってたんです。私だって一応妻なんです」


長谷川さんの笑顔や、看護師の献身的な介護を間近で見て、恭子さんの中で何が変わったのでしょうか。

あれほどまでに夫の介護を拒否していたのに、別人のようです。

それからは恭子さんと愛理さんは協力しながら、訪問看護師、ヘルパーと一緒に介護に取り組んでいました。

1カ月が過ぎ、私が訪問した際に、「どうですか？」と長谷川さんに尋ねると、「ビールを15本飲みました」と笑顔で答えました。

1日にビール15本！　長谷川さんがどうしても家に帰りたかった理由は、お酒だったのかもしれません。

長谷川さんが旅立った後、恭子さんと愛理さんが小笠原内科に挨拶に来ました。そっぽを向いていた前回とは違って2人とも寄り添い、恭子さんは私に言いました。

「『あなたさえいなければ』と先生に言われたときは頭に来て、腹が立ちました。でも、その言葉がなければ、私は一生、娘と深い溝ができたまま、寂しい人生を歩まねばなりませんでした。これから娘と笑って過ごせます。ありがとうございました」

患者さん自身が納得できる最期を迎えるだけでなく、残された家族も「よかった」と思えるように諦めない、それが在宅ホスピス緩和ケアです。大往生の後は、グリーフケア（喪失の悲嘆へのケア）はいらないのです。

親の心を見て、子の心構えが決まる

子は親の背中を見て育つといいます。人生の終わりが近づいても、笑顔で過ごすにはどんな心構えでいればいいのか。それを親から学ぶこともあるようです。

2012年1月、大野《おおの》祐子《ゆうこ》さんは72歳で、子宮腫瘍《しきゅうしゅよう》などを患って入院していました。苦しくて食べることもできず、むくみがひどく、大量の胸水があり、両方の胸に管を挿入して胸水を抜いていました。

しかし、本人と親族の強い希望で、私が大野さんの主治医と話し合った上で、退院することになりました。このとき、主治医からは**「入院していれば**

1カ月、退院したら5日の命」と言われていました。

こうして在宅医療を始め、大野さんには、血圧を安定させて心臓への負担を減らす「あくび体操」（詳しくは94ページ）も教えました。寝たきりの人は布団の中で、立ち上がるのが困難な人は座ったままで、あくび体操を行っても効果があるのです。すると、むくみが改善し、胸水も減って呼吸が楽になり、大野さんは元気を取り戻しました。

大野さんには、一人息子の賢一《けんいち》さんがいました。入院中は、目の不自由な賢一さんのことが気がかりで、大きなストレスになっていたのです。

それが退院して自宅で賢一さんと過ごせるようになり、安心感から大野さんの心が朗らかになりました。

5日の命と言われていた大野さんは、**退院して1カ月後に庭で日向ぼっこができるようになりました。**そして2カ月後には、胸水があるにもかかわらず大好きな畑仕事をしていました。病院なら「安静にするように」と指導する状態でしたが、家だから「まぁいいか」と笑ってあくび体操をして、見守りました。なんと8カ月後には、**在宅医療を卒業できました。**

2015年、「自分は死んでいた人間です。生きているだけでも幸せ」と喜ぶ大野さんは、**「点滴・入院はもうこりた」**とつぶやき、「感謝の日々　暖かく　忘己利他《もうこりた》」の心で、畑で採れたダイコンやカブラを、近所の皆さんに振る舞っていました（「忘己利他」については80ページ参照）。

2019年、大野さんのもとへ取材に来たメディアが「病院と家の違いは何ですか？」と聞くと、「入院は牢獄。家は自由、幸せ」と賢一さんの前で答えていました。

母子で穏やかな日々を送っていたのですが、心筋梗塞を患い入院した賢一さんが重症心不全になりました。慣れない病院で、人工呼吸器を使い、苦しんでいました。

賢一さんは目が見えず、脳梗塞のため右半身に麻痺《まひ》もありましたが、本人の強い願いでマスク型人工呼吸器をつけて退院することにしました。

在宅医療を始めて4日目で心不全の改善が見られ、呼吸が安定しました。そして11日目には人工呼吸器を完全に外すことができたのです。1カ月後には、酸素吸入をしながら車いすでデイサービスに行けました。

大野さんについては、退院してから8年後の春に、賢一さんと妹に見守られながら旅立ちました。末期の肺がんで、太ももの骨に転移したのです。賢一さんが退院してから4カ月後のことでした。

一人暮らしになった賢一さんは、大野さんと同じようにあくび体操を行っていました。賢一さんはベッドに寝たまま、動かせる左手だけを伸ばして「あ〜あ」と声に出しました。寝たままでも、片手だけでも十分です。

2020年夏、メディアが一人暮らしの在宅医療の取材のために、賢一さんの自宅へ来ました。そして「病院と家はどう違いますか？」と聞かれた賢一さんは、次のように答えました。

「家はホッとする。家に帰れてよかった」

「病院は飼い殺しをするところ」

この言葉を耳にしたメディアの人たちは愕然《がくぜん》としていました。


賢一さんは退院してからの約3年間を、人工呼吸器をときどき使い、大好きなデイサービスを利用しながら生活して、旅立ちました。

賢一さんを看取ったのは、大野さんの妹、つまり賢一さんにとっての叔母です。いつも朝ごはんを賢一さんに持ってきてくれていたその叔母が、電話で私にこう話してくれました。

「金曜日の夕方に様子を見に行ったら、賢ちゃんが旅立ったの。だから訪問看護師さんにピースの写真を撮ってもらったのよ」

叔母の明るい声を聞いて、賢一さんは清らかな旅立ちだったんだなと、私は心が暖かくなりました。

人生の「四苦」から救ってくれる仏教の言葉とは

私たちは誰も死を経験したことがないので、死んだらどうなるのかはわかりません。そのために、「死ぬ瞬間はとても苦しいんじゃないだろうか」「死によってすべて終わってしまうのは怖い」といった**恐怖や不安を抱くのは、当たり前**のことです。

肉体的な苦痛については、心休まる家で過ごせばずいぶんと和らぎます。また、薬などで取り除くこともできます。

また、亡くなろうとする人は息がゼイゼイとして苦しそうに見えるでしょうが、ゼイゼイという音については痰《たん》や唾液《だえき》などが原因で発生しています。

また、酸素が欠乏した状態では、麻酔のように作用する物質が脳内に分泌されます。そのため、案外、当の本人は苦しくないのです。

いわゆる〝死んじゃった〞9人から聞いた臨死体験では、「清流を渡ろうとしたら後ろで声がして、この世に帰った」「薄暗い大きな川を船で渡ろうとしたら、声で呼び戻された」などいろいろです。しかし、肉体的な苦痛を味わう人は誰もいませんでした。

一方、精神的な苦痛には、古くから宗教的なアプローチがされてきました。「私の肉体は死んだとしても、永遠のいのちは仏様や神様のもとへと行ける」と信じる心が「安心の一語」だからです。

無宗教の方が増えている、今の日本はどうでしょうか。

人間は生まれたときから自分の力で生きて、力が尽きたら死に、死んでしまったらすべておしまい――これが、一般的な考え方になっているように思います。

この考え方だと、「死」という現実が差し迫ってくると、恐怖や不安、無力感にとらわれます。

どんなにお金を稼いでも、どんなに出世しても、どんなに勉強しても、生老病死の「四苦《しく》」から逃れられる人はいません。**自分の思いどおりにならない四苦を、何とかしようともがくから、苦悩が深くなる**のです。

何もかも「自助努力」「自己責任」「自己優先」と思い込み、恐怖や不安を抱えて苦しむのは「もうこりた」のではありませんか。

「**忘己利他**《もうこりた》」という言葉が、仏教にはあります。これは、己を忘れて他を利するという意味で、自力で悟られた菩薩《ぼさつ》、仏様の心ですね。

忘己利他《もうこりた》

己を忘れて他を利するという意味で、
自力で悟られた菩薩、
仏様の心

如来利他《にょらいりた》

仏様のお力（他力）で、
信じる者は利他の心に導かれる、
安心の一語

また、「如来利他《にょらいりた》」という言葉は、仏様のおかげというのでしょうか、お力（他力）で、信じる者は利他の心に導かれている、安心の一語なんですね。

私たちが生きていられるのは、これまでに食べてきた米やパン、肉、魚、野菜などのおかげです。米のいのち、麦のいのち、牛のいのちなど、たくさんのいのちをいただいて、自分というものが存在しています。**どれだけのいのちに支えられて生きてきたのかに思い至れば、「自分が死ぬことだけが怖い」という気持ちも少しは薄らぐので**

はないでしょうか。

自分を忘れて、すべての生き物を思いやることで、無数の大きなつながりで自分が生かされているのだと気づけます。そんなつながりの中で自分を見出すことが、安らぎを生むのかもしれません。

ご縁の中で生かされ、ご縁を大切に生きていく。これ人なり。

第3章

笑顔で長生きするための生活習慣

腹八分目を習慣にすれば医者はいらない!?

子どもの頃には、食べる前に「いただきます」、食べた後に「ごちそうさまでした」と手を合わせるように教わってきたと思います。今も、この習慣は続いていますか。

「いただきます」と「ごちそうさまでした」と口にすることで、料理がいっそうおいしく感じられ、腹八分目で満足できるようになるはずです。

食事は、植物や動物のいのちをいただくという行為です。こうしたいのちが、私たちの血となり肉となって、いのちを養ってくれているのです。とても有り難いことではないでしょうか。

ただ、ボーッと食べていると、有り難さが実感できません。そして、自分がどのくらい食べたかもわからず、健康を害するほどに食べ過ぎることにもつながります。

第1章で、我慢をせずに好きなものを食べたほうが、ストレスがたまらないというお話をしました。しかし、過ぎたるは及ばざるがごとし。好きだからといってどんどん食べると、体によくありません。腹いっぱい食べたら、翌日はちょっと減らしましょう。

とはいえ、大事なのは腹八分目で満足できることですよね。

食事に感謝をして、おいしく味わうと、食べ過ぎを防ぐことができます。これは、「腹八分で医者いらず」という言葉どおり、長生きの秘訣でもあるのです。

食べたものがしっかりと消化・吸収されて、老廃物が排泄されていたら、体が正常に機能します。言い換えると、消化・吸収と排泄がスムーズに進まなければ、老廃物が体にたまっていくことになるわけです。

日本人のがんの増加には、食生活の欧米化が原因の一つとして指摘されてきました。肉や乳製品、油脂の多い食品は、日本人の体だと消化・吸収・排泄がされにくいからだと考えられます。

食については、一概に「これがいい」「これはダメ」ということはありません。一人ひとりで体質が異なり、肉や乳製品をきちんと消化できる人もいれば、食べると具合が悪くなる人もいるからです。自分の体質を考慮して、食べる・食べないは決めるといいでしょう。

ただ、**日本人には、和食が体に合っている人のほうが多い**ように思います。

日本人は、ご飯を主食にして、汁物、そして主菜1品と副菜2品を組み合わせ、魚介類や海藻、豆類などを食べてきました。これが日本の風土に合った伝統食である和食です。

夏にはキュウリやトウモロコシ、シソ、そして冬にはネギやゴボウ、ダイコンというように、新鮮な旬の食材を和食では使います。季節感があり、自然の恩恵を感じられる和食を目の前にすると、感謝の気持ちも湧いてくるはずです。

食事は栄養バランスより「幸福感」が大事

世の中には、「○○を食べていたら病気にならない」「健康のためには○○を食べないほうがいい」といった情報が、たくさん出回っています。

しかし、現実は違います。健康に細かく気を遣った食事をしていても、病気になることはあるからです。あまりにも強く情報に縛られるのはどうかと思います。

栄養に関する知識は必要です。ただ、「塩は○g」「タンパク質は○g」と数字だけで管理するのは勧めません。数字にこだわると、食事の喜びが奪われてしまい、かえってストレスがたまります。

知識は知識として頭の片隅に置いて、自分自身が「おいしい」と感じることを優先させましょう。

おいしさがうれしさにつながって、私たちはホッとします。するとストレスが減り、血管が広がり、血もサラサラになり、血流がよくなります。

好きなもの、そしておいしいものを食べることは、とても大事なのです。

心や体が疲れていると、料理だけでなく食べること自体が面倒になって、口にする料理がワンパターンになりがちです。

何を食べるかに意識を向けて、いろいろな料理を食べるようにしましょう。家族や友人たちと、おいしい料理やお店といった情報を交換すると、料理の幅が広がります。

塩分や糖質、脂質の多い食品は、多少は控えたほうがよいのですが（特に糖尿病や心不全の治療を受けている方は、かかりつけの医師と相談する必要はありますが)、毎日、そればかりを食べるから体によくないのです。

お酒についても、「酒は百薬の長」というように、適量だと健康増進に役立ちます。しかし、飲んでばかりいたら体を壊してしまいます。

1週間に1〜2日は休肝日を設け、肝臓を休ませることが必要です。そして、食事を楽しむための脇役として、お酒を楽しむといいのではないでしょうか。

食べることは、人生の楽しみの一つです。そのときに食べたいものを、じっくりと味わいながら食べてほしいと思います。

点滴より、口から食べて唾液や胃液を出したほうがよい

大腸ガンで手術をした患者さんが寝たきりとなり、病院にいる間は食事を一切せず、栄養はすべて高カロリー点滴でまかなっていました。やがて、死への対応が必要になる「終末期」を迎え、本人の「家に帰りたい」という願いをかなえるために退院して、在宅医療に切り替えました。

延命治療である高カロリー点滴をしていると、空腹だと脳が感じなくなり、食欲がなくなります。だから、高カロリー点滴を中止しました。すると「腹が減った〜」と口から食べるようになったのです。本人に食欲が湧いてきて、「普通のしょうゆも、みそも、こんなにおいしかったのか」と感じたのだそうです。**口から食べることで生きる希望が湧き、生きる力がみなぎる**から

ですね。こうして、本人も周りもびっくりするほど元気になりました。

食べることは生きることなのです。

多くの場合、病院では、患者さんを健康な状態に戻し、何年も生きられるような治療計画を立てています。終末期を迎えた患者さんに対しても、健康な人が必要としているカロリーと水分量を投与するために、高カロリーの輸液を点滴して栄養を補うのです。

しかし、輸液の量が多ければ体はむくんでパンパンになり、呼吸が苦しくて、生きる希望がなくなります。

そこで、私が在宅医療を行う場合、輸液のカロリーを減らしています。すると患者さんは自然とおなかがすいて、口から食べられるようになるのです。

こうして食べる楽しみが心を朗らかにし、笑顔が生まれます。

口から食べることが体に与える効果については、まず、モグモグとかむことで、唾液《だえき》が分泌されます。唾液には消化を助ける成分だけでなく、免疫力を高める成分も含まれています。

そして、食べ物が口から胃へと移動すると胃液が分泌され、消化器全体が動き始めます。腸も動いて、排便が促されるので、老廃物がきちんと排出されます。

ほんのわずかな量でも口から食べることで、食欲が湧いてきます。これが生きる意欲につながります。

口で食べられることの喜びについて、健康な人もぜひ見直してほしいものです。

あくび体操で
血管が広がり元気で長生き

食以外の生活習慣で、皆さんにお勧めしているのが、私が考案した「あくび体操」です。

「寝る子は育つ。
笑う門には福来《きた》る。
さあ、みんなで『あくび体操』をしましょう！」

私が講演会を締めくくるときにはこのようにお話しして、会場にいる千人もの方々とあくび体操を行い、全員で一緒に笑顔でピースサインをします。

あくび体操は、血圧を安定させて心臓への負担を減らすために、非常に効果的なのです。

あくび体操は、両手をゆっくりと高く上げ、胸いっぱいに空気を吸い、あくびをするときのように「あ〜あ」と声を出して、両手を左右に下ろす体操です。

「こんな方法で、本当に効果があるのだろうか?」と疑問を抱くかもしれませんが、安心してください。私は名古屋大学で「心不全の患者を血管拡張療法で血管を広げ、心不全を改善する」という論文で博士号を取得した、心不全の治療のプロだからです。

皆さんも経験があるでしょうが、「あ〜あ」とあくびをすると、リラックスします。こうして血管が広がると血圧が下がり、心臓への負担が減るのです。

少し詳しく説明すると、ストレスを受けたときに、意思とは無関係に体をコントロールする自律神経の中の交感神経が刺激されます。そして、血管が縮んで血圧が高くなります。
この状態のときに、あくびで深く呼吸をすれば、自律神経の中の副交感神経が働きます。すると、血管が広がって血圧が低くなるのです。

あくびで得られる効果は大きいのですが、だからといって「よし、あくびをしよう」と思ってもあくびは出てきません。ただ、「あ〜あ」と声を出すことはできるはずです。こうやって声を出すことで、あくびと同じリラックス効果を得られ、血圧が安定するのです。

また、あくび体操では両手を高く上げます。このとき、頭も自然に持ち上げられます。そして背筋が伸びるため、肺に空気をたくさん取り込めるようになるのです。ですから、呼吸を深くすることもできます。

あくび体操を私は1991年から実践し、患者さんや講演会のお客さんに教えてきました。その中で、周りの医師が驚くような事例もいくつか出てきたので、100ページで紹介します。

——血管が広がるあくび体操のやり方

①両足を肩幅に開いて、背筋を伸ばして立ち、両手は力を抜いて下ろす。
②両手を前からゆっくりと高く上げ、大きく胸いっぱいに空気を吸う。
③口を大きく開けて「あ〜あ」とあくびするように声を出し、胸を張って両手を左右に下ろす。
④①〜③をもう1回繰り返す。

あくび体操は1セット2回、1日3セット行うのが目安ですが、何セット

あくび体操

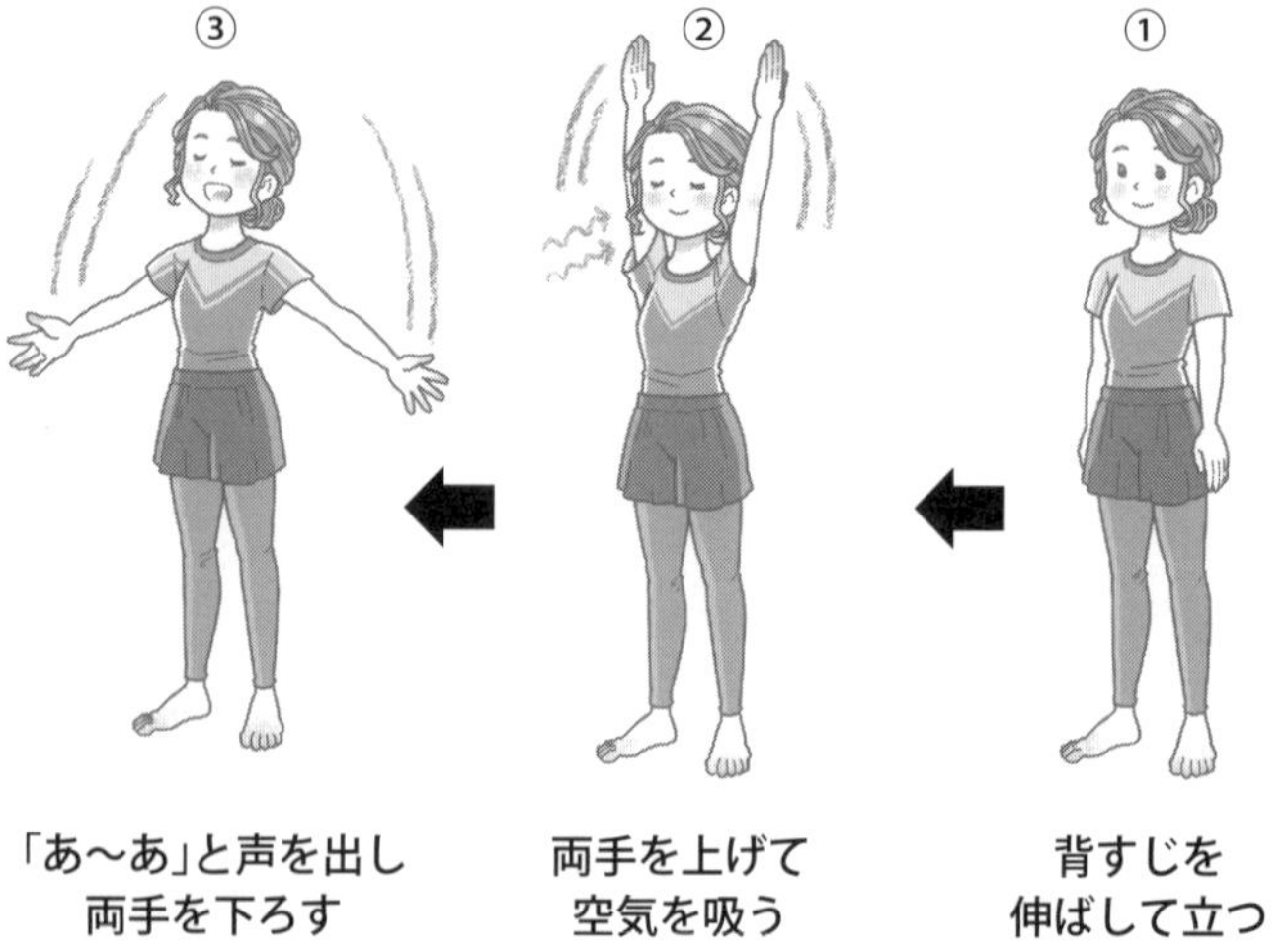
①
背すじを
伸ばして立つ
②
両手を上げて
空気を吸う
③
「あ〜あ」と声を出し
両手を下ろす

行ってもかまいません。

注意が必要なのは、食事中にむせやすい人です。食後すぐにあくび体操を行うと、せき込んだり苦しくなったりする可能性もあるため、空腹時に行うようにしましょう。


「疲れたな」「ストレスがたまってきた」と感じたときには、ぜひあくび体操を行ってください。やった後には眉間のシワが消えて、表情が緩みます。

あくび体操では③で「あ〜あ」と声を出しますが、「あ〜あ」の声の代わりに、「ワッハッハッハッハ」と笑いなが

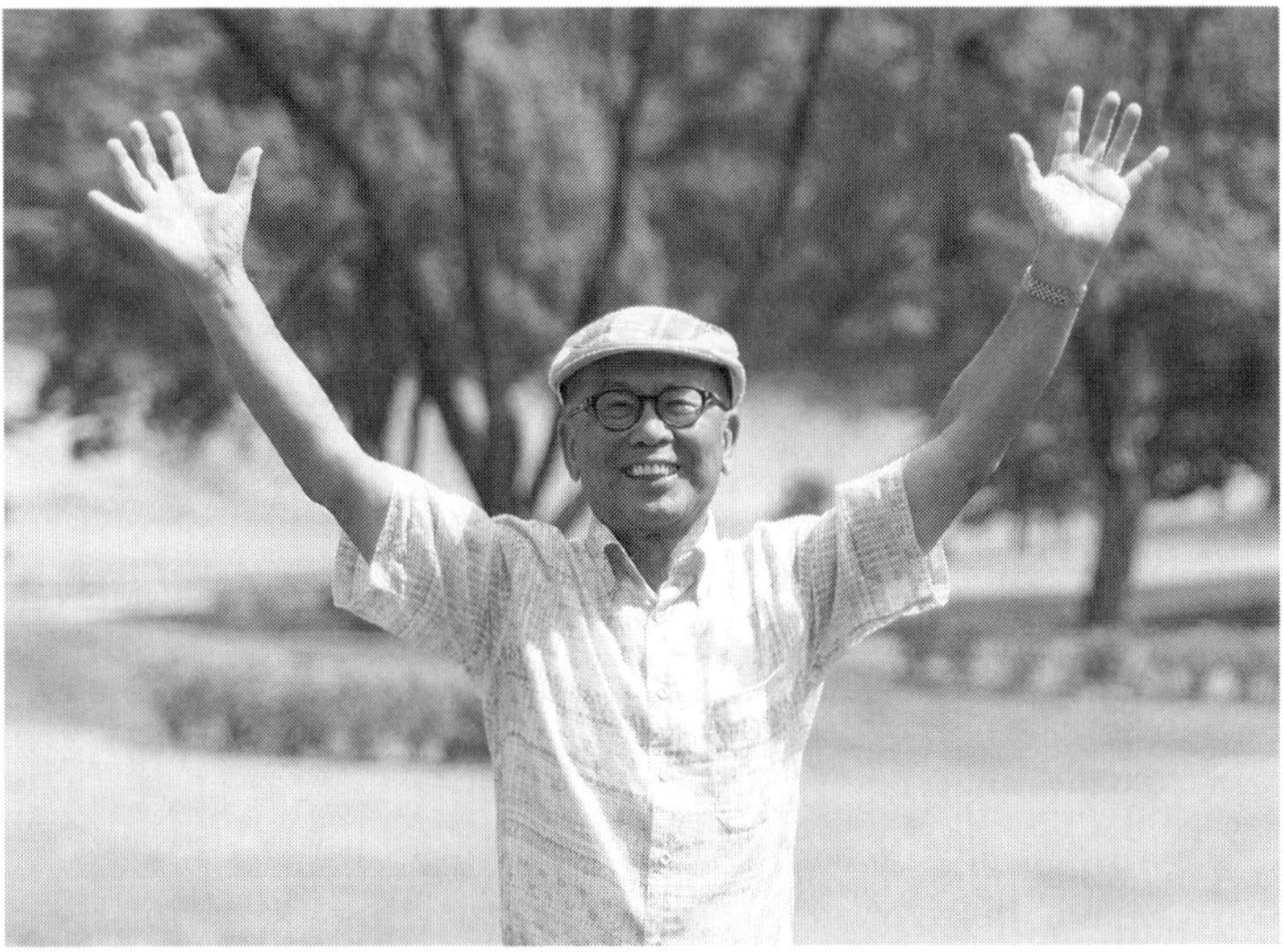

無理せず、笑顔であくび体操（撮影／尾崎裕加）

ら胸を反る「ワッハッハ体操」だと、朗らかな気分になれるだけでなく、私の場合は猫背もよくなりました。胸を反るのは5回がいいですね。〝誤解〟しないように。

あくび体操とワッハッハ体操をすると、効果バツグンです。それぞれ、1日3セットすると1分です。1日1分で人生が変わります。

あくび体操・ワッハッハ体操をお勧めします。

みそ汁を飲んでも、あくび体操で心不全が改善

心臓は、心筋という筋肉が伸び縮みすることで、ポンプのように血液を全身に送り出しています。

高血圧などで負担がかかると、心臓はより強い力で血液を送り出そうとします。そのため、心不全になると心臓が大きくなります。

1991年、75歳の久保武《くぼたけし》さんは心不全が悪化して、心臓が胸の82%を占めるほど大きくなっていました。正常は45%以下ですから、久保さんは重度の心不全で、通常だと長くは生きられません。

久保さんが長年入退院を繰り返し、長い入院生活の夫を見舞いに行く妻が

疲れ果てていました。ですから、もう病院に行かなくて済むように退院してもらい、私が自宅に足を運んで診察することになりました。

診察の際、「どうせ死ぬなら、10年間禁止されていたみそ汁を飲みたい」と久保さんが訴えました。そこで、「飲んでいいですよ。ただし、あくび体操をしてください」と私は伝えました。

「心不全の患者さんに、塩分の多いみそ汁を許可するなんて」と驚かれるかもしれませんが、私がそうした理由は3つあります。

――①自宅で過ごすことで、リラックスできている

病院は安心できる場所のようでいて、実は病気と闘うためのストレス空間でもあります。入院中に常に緊張していた患者さんは、住み慣れた自宅に戻

ってきただけでリラックスします。それによって、緊張で過度に収縮していた血管が拡張し、心臓への負担が減ります。つまり、家に帰ることが心不全の有効な治療そのものなのです。

――②食べたいものを食べるほうが、ストレスにならない

病気になれば、「塩分摂取はダメ」「お酒はダメ」などと我慢を強いられることが増えます。それは大きなストレスになるのです。久保さんはもう75歳でしたし、赤みそが大好きでした。これ以上、我慢をすることはないと判断しました。それに食事も、以前の半分以下の量しか食べていませんでした。

――③血管拡張療法として、あくび体操を取り入れる

自宅で過ごすようになってから、久保さんの心不全は改善していきました。

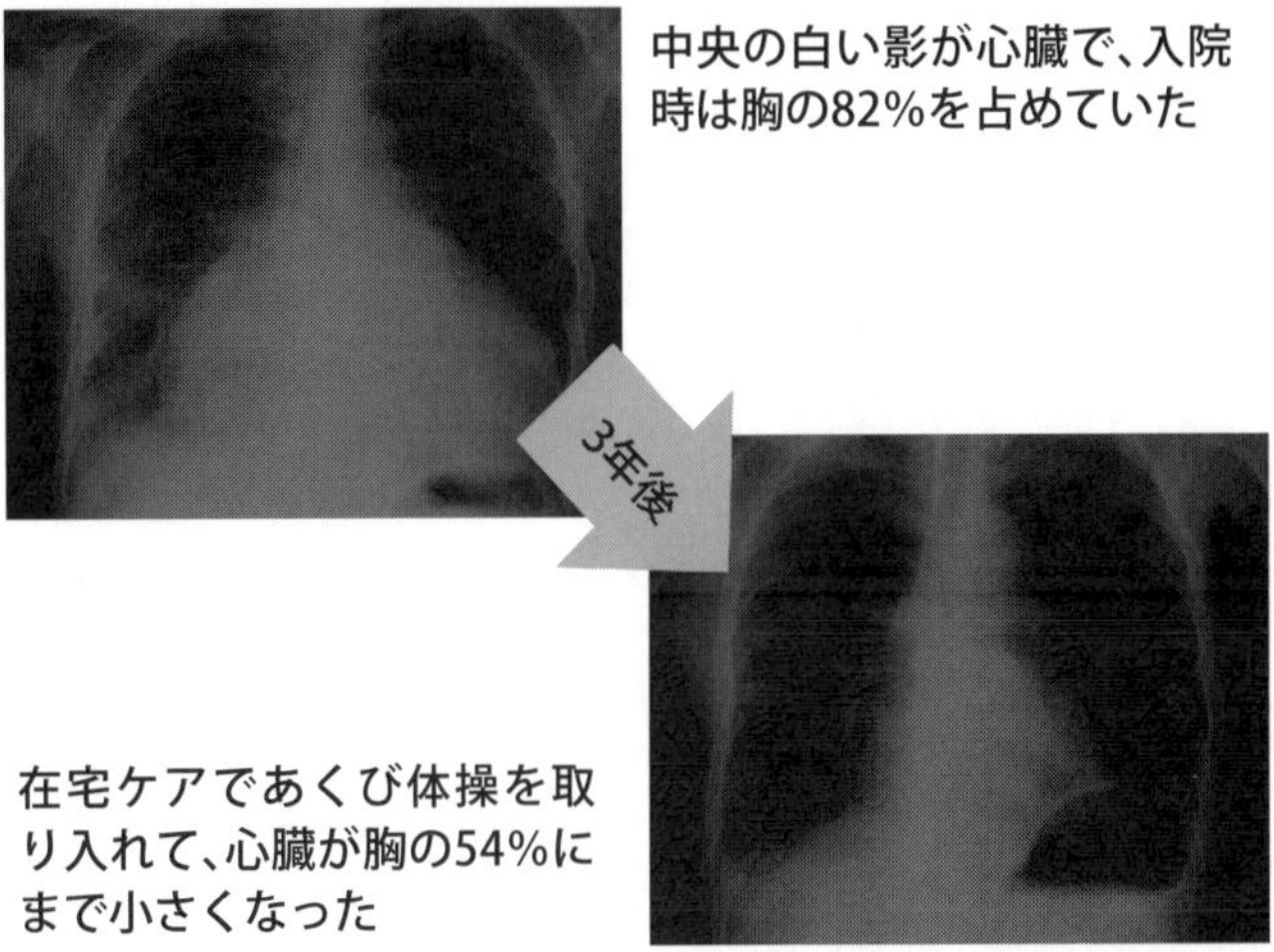

中央の白い影が心臓で、入院時は胸の82%を占めていた

在宅ケアであくび体操を取り入れて、心臓が胸の54%にまで小さくなった

久保武さんの胸部レントゲン写真

心臓の大きさは重症心不全の82%から3年後に54%に、10年後にはほぼ正常の49%まで小さくなっていたのです。

講演会で久保さんの胸部レントゲン写真を見せると、医師やケアワーカー、大学教授、官僚、政治家、有識者など多くの人が「本当なのか」とびっくりします。

あくび体操が起こした奇跡であると同時に、住み慣れた我が家で過ごすことの重要性を認識させてくれた事例でした。

無理して寝ようとしなくていい、2回寝ればいい

睡眠が健康の基本であることは、言うまでもありません。よく眠れると痛みの感受性が抑制されて痛みが和らぐので、在宅ケアでは患者さんの睡眠を重視しています。

ただ、高齢になってくると、若い頃のようにぐっすりとは眠れないものです。睡眠には、脳の老化が関係しています。そのため、年を取るとともに「ぐっすりと深く眠る力」も衰えていきます。

中高年になれば、誰もが睡眠に関係する悩みを抱えるのですが、眠りの深

さや睡眠時間にこだわり過ぎると、逆に眠れなくなります。「ああ、今日も眠れなかった」とストレスがたまっていくからです。

私自身、よく眠れるほうではありません。40年前に過労とストレス、不眠で病気をして、何年も睡眠薬を飲んでいました。
ただ、現在は無理に眠ろうとはしていません。やはり睡眠にこだわると、ストレスにつながるからです。そのおかげで、薬を飲まなくても爆睡できるようになりました。

私の場合は、**「眠れるときに寝る」というスタイル**を取っています。ですから、必ずしもベッドの上で寝るわけではなく、食事の後にクッションの上でうたた寝することもあります。
たいてい2〜3時間で目が覚めるので、「あくび体操」（94ページ参照）をやったり、冷蔵庫で冷やしておいた乳酸菌飲料を飲んだりして時間を過ごします。すると、また眠くなってくるので、ベッドで横になるのです。
このように「2回眠れたら、それでよし」として、睡眠の長さや深さは気にしません。

第4章

認知症を恐れなくていい

認知症になっても施設に入らず自宅で過ごせる

「認知症になったら、人生おしまい」

「何もわからなくなって、自分が自分じゃなくなるのは怖い」

「家族に迷惑をかけるくらいなら、死んだほうがマシだ」

このように、認知症を否定的に捉えている人は多いのではないでしょうか。また、認知症を防ごうとして、〝予防効果のある〟とうたわれている食品や健康法を熱心に取り入れるケースもあるといいます。

どうやら、**認知症に対する知識が少ないために、不安ばかりが募っている**ようです。

最初に強調しておきたいのは、医療・看護・介護の3点セット（61ページ参照）で支えれば、認知症になってからも家族や周囲の人に迷惑をかけることもなく、施設に入る必要もなく、自分の家で暮らせる人が多いことです。認知症で徘徊《はいかい》したり、暴言を吐いたり、暴力を振るったりするような、**周りの人を困らせてしまう症状が現れるのは、1割程度**です。

こうした症状で、最も多いのが徘徊です。徘徊には「車や電車にひかれるから危険」というイメージがありますが、実際は違います。私が見た例では、認知症の女性が道路脇にしゃがみこんで、車が走る様子をじっと眺めていました。その表情から、「車は危ないから近づかないでおこう」と思っていることが伝わってきました。認知症でも、人間にとって根源的な防衛本能が働くのでしょう。徘徊は散歩やハイキングだと思い、見守ってほしいものです。

まれなケースとして、踏切や駅構内に入った認知症の患者さんが、列車にはねられることがあります。

2007年に、91歳の男性が、徘徊中に列車にはねられて死亡した事故がありました。この事故で、鉄道会社は遺族に損害賠償を求めました。私は社長の携帯に「日本では認知症の人にも家で暮らしてもらおうとしているのに、裁判を起こすとは何事だ。取り下げてほしい」とメールしました。

結局、2016年に、「妻と長男は監督義務者に当たらず、賠償責任はない」と最高裁判所が結論づけ、鉄道会社の敗訴が確定しました。

「認知症患者の鉄道事故は、家族の責任なのか」が問われた裁判なので、大きく報道されましたが、徘徊して鉄道事故を起こすケースは極めて少数です。

そして、最高裁判所の判決からもわかるように、**「家族だけに責任を負わせない」「無理を強いない」というのが、現実的な考え方**になっています。

ですから、認知症を特別に怖がる必要はありません。

不安が強い患者さんに、私は「どうせ不安になるなら、訪問看護師さんのふあん（ファン）になってください」と伝えています。すると、患者さんはニコッと笑います。笑ったり、誰かのファンになったりすれば、その人に会えただけで心が暖かくなるので、不安など吹き飛んでしまうのです。

また、暴言や暴力といった症状は、ストレスや不安などで引き起こされます。認知症になるとストレスや不安を言葉でうまく表現できなくなるため、症状として現れてくるのです。ですから、病院や施設など新しい環境ではなく、**住み慣れた家で過ごしたほうが、認知症の症状は抑えられます。**

認知症になったからといって、人生が終わりではありません。人が変わったかのように暴れたり、何もわからなくなったりするのではなく、好きという感情や喜び、そして自分らしさは、いつまでも残ります。

そして「ある程度のリスクは、まあ仕方ない」という考えを家族や近隣住民など周囲の人が共有すれば、案外、無事に過ごせるものなのです。さらに大事なこととして、効くか効かないかわからないような認知症の薬を飲ませることが暴力のリスクになり得ることも知っておいてほしいですね。

実は「かわいい認知症」がほとんど

厚生労働省は、認知症を「いったん正常に発達した知的機能が持続的に低下し、社会生活に支障をきたすようになった状態」と定義しています。知的機能が低下する原因には、脳の萎縮や血管の詰まりなどが挙げられます。原因別に認知症はタイプ分けがされていて、代表的なものは「アルツハイマー型認知症」「血管性認知症」「レビー小体《しょうたい》型認知症」「前頭側頭型認知症」の4つです。

―― 4大認知症

○アルツハイマー型認知症

認知症の70％近くを占めます。「アミロイドβ」や「タウタンパク」というタンパク質が脳にたまることで、脳が委縮します。これらが蓄積する原因は、はっきりとはわかっていませんが、加齢や遺伝が影響するといわれています。

○血管性認知症

認知症の約20％を占めます。脳梗塞や脳出血などの脳血管障害によって、脳の一部に血液が流れなくなります。高血圧・糖尿病・肥満といった生活習慣病が一因です。脳血管障害を治療することで、回復が見込めます。

○レビー小体型認知症

「αシヌクレイン」というタンパク質が脳にたまり、神経細胞を破壊します。原因は解明されていません。

○前頭側頭型認知症

脳の前頭葉や側頭葉が委縮して起こります。50〜60歳代に発症しやすく、ゆっくりと症状が進行していきます。

認知症のおよそ9割は、約束を忘れたり、自分がどこにいるのかわからなくなったり、「おかずを同時進行で2品作る」などができなくなったりするなど、患者さん本人の生活にちょっとした支障が現れるというものです。

私が診てきたほとんどの患者さんは、「あっ、忘れちゃった！」「わかんない」と幼子のように振る舞う「かわいい認知症」です。「私、先生と結婚する！」と認知症の患者さんにプロポーズされたときには、私はちょっと慌ててしまいましたが、看護師は笑顔でその様子を見守っていました。

とはいうものの、認知症の薬の副作用により「かわいい認知症」ではなくなり、家にいられなくなった方も大勢いました。

認知症の薬は患者に有効なのか、有害なのか、暗中模索の感じです。「真実、よく効く。患者のためになる」薬ならノーベル賞。夢ですね。

「廊下」と「老化」は誰もが通る道

2025年には、65歳以上の約5人に1人が認知症になると予想されています。この数字からも、認知症は、長く生きていれば誰にでも起こり得る、自然な老化現象だといえます。「予防する努力をしなかった人間が認知症になるんだ」というように、認知症を自己責任と思い込んでいる人もいるそうですが、廊下《ろうか》と同じく、誰もが通る道です。自分を責めたり、悲観したりする必要はありません。**あるがままに認知症を受け止め、できることに目を向けて毎日を過ごしてほしい**ものです。

「転ばぬ先の杖」として、次の対策を取っておくといいでしょう。

――認知症対策

○ガスコンロの場合は、電磁調理器（IHクッキングヒーター）に取り換える
○買い物や掃除、洗濯などの日常的な家事が困難になったら、介護保険を使ってヘルパーに来てもらう
○身元がわかるものをいつも持ち歩く
○鍵の紛失防止に、鈴をつけたり、ひもなどでカバンに結びつけたりする
○操作が簡単なタッチパネル式テレビ電話を使う（214ページ参照）
○転倒を防止するために、ハイハイ（両手を床についてはう動き）で家の中を移動する
○社会福祉協議会や民間の金銭管理サービス・成年後見制度を利用する
○近隣や自治体、地域包括支援センターなどと情報共有して、見守りの目を増やしておく

郵便はがき

105-0003

切手を
お貼りください

（受取人）
東京都港区西新橋2-23-1
3東洋海事ビル
(株)アスコム

大往生のコツ
ほどよくわがまま
に生きる

読者　係

本書をお買いあげ頂き、誠にありがとうございました。お手数ですが、今後の出版の参考のため各項目にご記入のうえ、弊社までご返送ください。

お名前	男・女	才
ご住所　〒		
Tel	E-mail	
この本の満足度は何％ですか?		％
今後、著者や新刊に関する情報、新企画へのアンケート、セミナーのご案内などを郵送またはｅメールにて送付させていただいてもよろしいでしょうか?　□はい　□いいえ		

返送いただいた方の中から**抽選で3名**の方に
図書カード3000円分をプレゼントさせていただきます。

当選の発表はプレゼント商品の発送をもって代えさせていただきます。
※ご記入いただいた個人情報はプレゼントの発送以外に利用することはありません。
※本書へのご意見・ご感想 およびその要旨に関しては、本書の広告などに文面を掲載させていただく場合がございます。

●本書へのご意見・ご感想をお聞かせください。

ご協力ありがとうございました。

火事を防ぐために、電磁調理器への取り換えは絶対に行ってください。また、灯油ストーブやファンヒーターはやめてエアコンを使うなど、家をオール電化にすることもお勧めします。

また、認知症になると判断力が低下します。ですから、ACP（人生会議）を早めに行っておくといいでしょう。ACPとは、患者さんに関わる人が話し合って、患者さんがどのように生きたいのかをみんなで共有する人生会議です。詳しくは192ページで説明しています。

自分だけでなく、家族など身近な人が認知症になるのは、今の日本では当たり前のことです。認知症になってからも朗らかに生きて、みんなが笑顔でいられる——そんな大往生を迎えてほしいと思います。

あくび体操で前向きに認知症対策

不安になりやすい、敵意を抱きやすいといった神経症の傾向が強い人は、認知症のリスクが高くなるという研究結果があります。だとしたら、「認知症になるんじゃないか」と心配をして、**予防しようと必死にがんばるほうが認知症になりやすい**といえそうです。

不安になることや心配すること自体が、大きなストレスです。ストレスは万病のもと。認知症の予防は、大らかに、前向きな気持ちで行いたいものです。

認知症対策でお勧めしたいのが、94ページで紹介した「あくび体操」です。あくびをするときのように「あ～あ」と声を出すと、リラックス効果が得られます。同時に血圧が下がり、脳の血管を守ることにつながります。

あくび体操では両手を高く上げるので、自然と頭が持ち上げられます。こうして**姿勢が上向きになると、心は前向きになります。**

そのほか、血管性認知症の場合は、血管の健康を保つことが予防に役立ちます。血圧を下げるために、普段の生活の中で立って動き回ったり、散歩したりする機会を増やしましょう。

便利な商品を使えば認知症でも外出できる

年を取れば、できなくなることが増えてきます。予定などを覚えられなくなる認知症に加え、尿を漏らしてしまう尿失禁もそんな症状の一つではないでしょうか。

できなくなったことにショックを受けたり、恥と捉えたりして、家に引きこもってしまう人も少なくありません。そうなると、他人との会話が減るので認知症が進みやすくなり、筋力や心身の活力が衰える「フレイル」の問題まで出てきます。

50歳を超えたら、誰もが尿漏れを経験するものです。そして65歳を超えたら、2割が認知症です。**「みんなが通る道だから、できなくなってしまったものは仕方がない」**と割り切ることも大切です。

尿漏れへの対策としては、現在では吸水パッドや速乾性パンツなど、さまざまな衛生用品や下着が簡単に手に入ります。

認知症については、スマートフォンのアプリで位置情報を確認したり、緊急通知機能でボタンを押して助けを呼んだりすれば、いざというときに対応してもらえます。こうしたアプリは、もともとは子どもを見守るために開発されたのだそうです。幼い子どものための商品やサービスが、高齢者にも役に立っているというわけです。

人間は、赤ちゃんとして寝たきりで生まれて喜ばれ、ハイハイして喜ばれ、ヨチヨチ歩きができたと喜ばれ、走れたと喜ばれます。そして年を取ると、走れなくなり、歩けなくなり、ハイハイできなくなり、寝たきりになります。

これが自然の摂理です。ハイハイを禁止するのは、よくありません。自然の摂理に逆らう行為です。

皆様、わかっていただけたでしょうか？

「ハイハイ」

うう～ん。「ハイ」と答えていただけるとうれしいです。

今では、便利な商品やサービスが、世の中にはたくさんあります。さまざまな助けを借りることで、日々楽しく、充実した、思い残すことのない人生を送れると思います。

助けを借りることは恥ではない

すでに介護が必要な状態になっているのに、「救いの神」ともいえる介護保険制度を利用したがらない人もいます。介護保険を活用すれば、金銭的負担も、肉体的な負担も軽くなるのです（詳細は227ページ）。それなのに、「他人を自宅に入れるのは恥ずかしいし、みっともない」「介護は家族がやるものだ」などの理由で利用を拒否しているのですが、一番悪いのは「何かあれば入院すればよい」という病院信仰です。

患者さんも医師も病院信仰が強いために、**介護保険制度を使うと一人暮らしでも最期まで自分の家で暮らせる**ことが、あまり知られていません。これは非常に残念なことです。

介護保険のサービスを利用しなければ、患者さんや家族は心配なことが起こるたびに救急車を呼んでしまうので、救急医療の現場は追い詰められることにもなります。

また、介護を家族に頼り過ぎることで、夫や妻が体を壊したり、子ども・孫の世代が仕事や勉強ができなくなったりして、家族が潰れてしまいます。

「できなくなった」ことを恥と考えて生きていくのか。
「まだできることがある」と誉《ほま》れとして喜んで生きていくのか。

どちらを選ぶのかは、本人次第です。ただ、前者は「つらい」「不安」をもたらし、後者は「笑顔」「安心」をもたらすことを、頭の片隅にとどめておいてください。

第5章

おひとりさまでも幸せに旅立てる

おひとりさまでも「ありがとう」を言えれば大往生

テレビ番組などで、「おひとりさま」という言葉が盛んに使われています。もともとは一人客を丁寧に表現する言葉だったのですが、最近では一人暮らしをしている中高年を指すことが多いようです。『上野千鶴子が聞く　小笠原先生、ひとりで家で死ねますか？』（朝日新聞出版）の共著がある社会学者の上《うえ》野千鶴子《のちづこ》さんには、『おひとりさまの老後』（法研）など、タイトルに「おひとりさま」が入っている著書が多数あります。

おひとりさまになるのにも、未婚、離婚、死別など、さまざまな理由があります。また、家族や親族と仲がよい状態もあれば縁が切れた状態もあるし、経済的に余裕がある場合もあれば生活に困っている場合もあります。

タクシー運転手として働いていた長野一博《ながのかずひろ》さんは末期がんで、エアコンもない古いアパートで一人暮らしをしていました。訪問診療を私が引き受けたのですが、なかなか心を開きません。過去には家族にも友人にもだまされて生活苦に陥ったことから、「誰も信じられない」と長野さんは話していました。

あるとき、電気店の社長をしている私の友人が、中古のエアコンを1万円で長野さんの部屋に設置してくれることになりましたが、長野さんは断ったのです。「思いやりの裏には、絶対何かがある」と思っていたようです。

みんなで知恵を絞り、扇風機の風を、凍らせた3本のペットボトルに当てて冷やし、長野さんの体を涼しくしてあげました。

それだけのことですが、自分のために無償で心遣いをしてくれる人が、長野さんの周囲にいなかったのでしょう。しばらく時が過ぎ、訪問すると私の目を見つめ、初めて**「ありがとう」とほほえみました。**その夕方、旅立ったのです。

長野さんが人生の最期に言った「ありがとう」の言葉。それは、今まで不信感でこり固まっていた自分の心を溶かしてくれたことへの、感謝だったのかなぁと思います。

長野さんの人生を振り返ると、苦難続きだったのかもしれません。そして、誰からも見送られない旅立ちでした。

しかし、「ありがとう」とほほえんだ長野さんには、最期は身も心も暖まるときがあったのだと思います。このような形での大往生もあるのだと、私は教えてもらいました。ご縁に感謝です。

どんな形でもいい、誰に対してでもいいから「ありがとう」の気持ちを持てたら、清らかに旅立てます。これが、在宅ホスピス緩和ケアです。

天涯孤独でも希望の中で旅立てた

　周囲の人に暴言を吐いたり暴力を振るったりして、仕事と家族を失った結果、天涯孤独となり、がんで終末期を迎えた山上啓二《やまがみけいじ》さん。

　山上さんは、心房細動《しんぼうさいどう》という不整脈の治療をしていなかったので、血の塊である血栓が脳の血管に詰まり、脳機能が低下して高次脳機能障害が生じてしまいました。

　発症したときに適切な治療を受けておらず、認知機能が低下して会社をクビになった原因が病気であるとは、本人も妻もわかりませんでした。そのため妻から文句を言われ、暴言や暴力で離婚となっただけでなく、アルコール漬けの毎日を送りました。最終的には一人暮らしでがんを発症したために、小笠原内科を紹介されたのです。

山上さんの住む古いアパートの一室は、酒瓶だらけでした。自分が置かれた状況のつらさを、酒で紛らわせていたのでしょう。この状態では病院にも通えないので、在宅医療を受けるしかないのですが、ケアマネージャーやヘルパーを拒否していました。人間不信です。

そんな山上さんでしたが、介護保険でヘルパーが部屋に入れるようにするために、在宅医療のキーパーソンであるＴＨＰ（198ページ参照）の訪問看護師3人がヘルパーと一緒に行ったところ、部屋の酒瓶を片づける大掃除をすることを山上さんが許可したのです。そこから、生活を支えるヘルパーが部屋に入れるようになりました。また、担当医と心が通うようにするため「山上さんと赤い糸で結ばれているね〜」を合言葉として使うようにしました。

心が通うようになると、ほほえみだけでなく、希望が湧き、生きる力がみなぎってきます。私たちは山上さんの部屋でＡＣＰ（人生会議、１９２ページ参照）を行うまでに至りました。

自分の死を意識し始めた山上さんは、「死ぬ前に、子どもに会いたい」と願うようになりました。

それで、私たちは山上さんの元妻に連絡を取ろうとしたのですが、「子どもと会わせない」「亡くなるまで連絡不要。亡くなったら何とかする」という状況でした。つらい結婚生活を思い出すのも、山上さんと子どもを接触させるのも嫌だったのだろうと理解できます。

ただ、山上さん自身は、**「子どもに会いたい」と強く願ったことをきっかけに変わりました。**サボりがちだった仕事にも、熱意を見せるようになり、少しずつお金がたまると「いつか会えるかもしれない」という希望を持ち始めたのです。

結局、山上さんは子どもに会うことはかなわず、一人で旅立ちました。その報告を受けて、私が部屋に到着したときには、目を開いたまま、拳を突き出すような姿勢で山上さんはベッドから起きようとしていて、その手には、仕事で得たお金がギュッと握り締められていました。

「このお金を子どもに渡すんだ」

そんな希望を持って、山上さんは旅立ったのでしょう。

山上さんの死は、大往生ではないかもしれませんが、絶望の中で亡くなったのではなく、「子どもにお金を渡す」という希望の中で旅立ったのですから希望死、半分大往生と言ってもいいのかもしれません。

なお、足の踏み場もない部屋を大掃除してくれた自費ヘルパーは、訪問看護師の有料ボランティアナースでした。

おひとりさまこそ「生きがい」を大切に

おひとりさまでも幸せに旅立つために、「希望」を持つことと同じように大事なのが、「生きがい」です。

普段は患者さんたちに「無理するといけないよ」と声をかけていますが、それが生きがいであれば話は別です。**生きがいが延命効果をもたらす**ことを、私は知っているからです。

生きがいといっても、大げさに考える必要はありません。仕事、家族や友人とのおしゃべり、居酒屋通い、おしゃれ、釣り、畑仕事など、何でもいいのです。

生きがいが、医学では考えられないパワーを生み出すこともあります。余命3カ月と宣告された女性が、「母親として子どものそばにいる」と生きがいを持つことで、半年も笑顔で長生きをして、子どもたちと1泊旅行に行くことができた例もあります。

健康でも病気でも、人間はどうせ死にます。ならば笑顔で楽しいほうがいいし、人生を諦めずに、生きがいを持って最期まで生き抜いたほうがいいのです。

私は以前に、NHK連続テレビ小説「おしん」など、数々の名作を世に送り出した脚本家の橋田壽賀子《はしだすがこ》さんと対談をしたことがあります。当時、橋田さんは92歳で、著書『安楽死で死なせて下さい』（文春新書）には、「天涯孤独だから、鎮静剤を使って安楽死がしたい」と書かれていました。

対談の席でも、橋田さんは安楽死を希望されていましたが、その内容は緩和ケア病棟などでがん末期の患者さんに施す「持続的深い鎮静」に似ていました。

「持続的深い鎮静」とは、死ぬまで深い鎮静状態が続くように、鎮静剤を調節して投与することです。多くは、予後数日と見込まれる患者さんに対して、痛みの緩和ができないときに行われます。鎮静状態にして意識は回復させません。

「持続的深い鎮静」は医療行為なので、家族の同意などがあって末期の患者さんに行うときは殺人にはなりませんが、橋田さんが望んでいたのは末期になる前でした。そのタイミングだと医師が殺人罪か自殺幇助《じさつほうじょ》に問われます。

また、**鎮静剤を投与した時点で患者さんは「心の死」を迎え、数日以内に「肉体の死」を迎えるので、二度死ぬ**のです。私は「持続的深い鎮静」を「抜かずの宝刀」と呼んでいて、最後の手段ではありますが、**抜かないことに価値がある**と思っています。

「橋田さん、あなたは死にたいと言うけど、それは目に見える、限りある肉体の命《いのち》だね。いのちはもう一つあるのを知ってる？」

私は橋田さんに問いかけました。橋田さんが首を横に振ると、私は四字熟語を書いて、次のように伝えました。

「臨命終時《りんみょうじゅじ》、臨壽終時《りんじゅじゅじ》（※1）の壽《いのち》だよ。あなたの名前にある。あなたの肉体は死んでも、壽賀子の壽といういのちは死なない。それは血も肉もない、重さも量もない空《くう》である無量の壽《いのち》なのだ。無量だから滅びない。あなたの作品『おしん』『春日局』『渡る世間は鬼ばかり』は将来に残る。苦しみながら生き抜いたおしんに込めたあなたの心は永遠に生き続ける。心とはあなたのいのち、あなたの哲学だ。壽賀子の壽に連ねた賀はめでたい。『めでたい壽《いのち》』、そう名づけた親は、死にたいと言う娘をどう思うだろう？」

橋田さんは言いました。

「小笠原先生、帰命無量壽如来《きみょうむりょうじゅにょらい》（※2）の壽《じゅ》ですか？　92年間、自分の名前の由来を知りませんでした。私の主治医になってください」

以来、橋田さんは安楽死を希望することなく、生きがいを持ち、病を患い、95歳で熱海《あたみ》の自宅で旅立たれました。

橋田さんに限らず、誰もが永遠の空《くう》なる壽《いのち》と限りある色《しき》なる命《いのち》を持っています。それに気づくのが臨終です。

臨終とは終わりに臨む、最期を生きる、いのちの哲学です。自分のいのち、心と向き合うときです。

私の在宅ホスピス緩和ケアは「死の看取り」ではありません。**生あるときに、希望と満足をもたらし、自分が存在した意味をつかませる「生の看取り」**です。患者を苦しみから解放すると楽に旅立てる、楽に往生できるのです。

※1　臨命終時、臨壽終時
仏教の言葉で、「いのちが終わるときに臨む」と理解しています

※2　帰命無量壽如来
親鸞《しんらん》聖人が書かれた『正信偈《しょうしんげ》』の一行目で、「阿弥陀如来に救われた姿」と理解しています

白血病で貧血でも「生きがい」があれば大往生

沢井清《さわいきよし》さんは、自宅で一人で治療院を営んでいました。白血病になり、入院していたのですが、家に帰って仕事を再開したいと長女の智美《ともみ》さんに話したのだそうです。このとき、沢井さんは81歳でした。

智美さんから相談を受けた私は、家でも輸血ができるので、退院を提案しました。

数日後、沢井さんが退院し、**在宅医療を続けながら治療院の院長としての仕事を再開させました。**

退院するときに主治医から渡された紹介状には「ヘモグロビンが8g／dl

以下になったら、輸血をしてください」と書いてありました。ヘモグロビンの基準値（日本心臓財団）は、男性が13・7～16・8g／dl、女性が11・6～14・8g／dlです。ヘモグロビンが減ると貧血になり、立ちくらみやめまいなどが起こるからです。

しかし、沢井さんは退院してから2カ月後に、輸血を拒否するようになりました。輸血を中止した2カ月後にはヘモグロビンが6g／dlに、4カ月後には4g／dlにまで下がりました。フラフラで伝い歩きでも、施術中はシャンとして仕事をしている沢井さんの姿に驚かされました。

私が訪問診療に行くと、「先生、疲れているようだね」と言ってベッドに連れていき、カイロプラクティックの施術をしてくれることがありました。「無理をするといけないよ」と声をかけると、沢井さんは**「これが生きがいだから」**と笑いました。

私は、あえて仕事をやめるように言いませんでした。生きがいを奪うと、かえって体が衰えることを知っていたからです。

そして6カ月後、沢井さんのヘモグロビンが3g／dlまで下がりました。私が病院で勤務していたときの経験では、ヘモグロビンが3g／dlになる前に全員亡くなっていました。

ところが沢井さんは、家族に支えられながら、のんびりとお風呂に入っていたのです。

沢井さんの容体が悪化して私が往診すると、すでに沢井さんは旅立たれていました。智美さんは涙を流しながら沢井さんの手を握り締めていました。

「父が亡くなったことは寂しいけど、心はとても穏やかです。孫たちに見守られながら、眠るように旅立ちました。うれしいです」

その言葉を聞いて、私が立ち去ろうとすると、智美さんから声をかけられました。

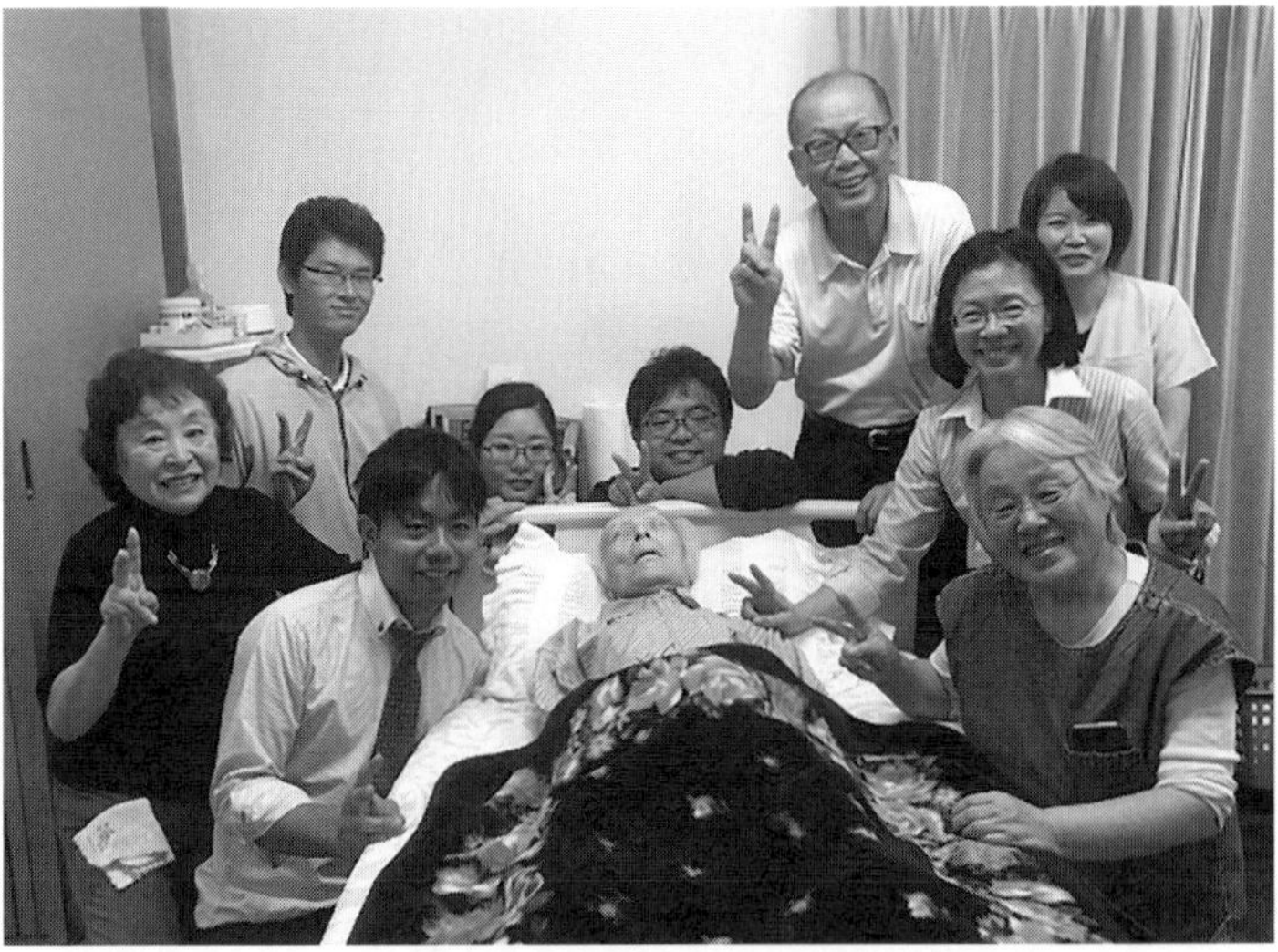

「笑顔でピース」でお見送り（右側手前から2番目が智美さん）

「先生、アレやらないの？」

智美さんはピースサインをしています。

私は、大往生を迎えた患者さんを囲んで、患者さんのご家族と一緒にピースをして写真撮影をすることが、よくあります。**旅立ったご本人、そのご家族、支えた在宅医療関係者すべてが幸せだから、できること**です。沢井さんの場合も、みんなでピースをして記念撮影をしました。愛別離苦（愛する人と別れる苦しみ）があっても、グリーフケアは不要なのです。

「ビールで乾杯！」も大事な生きがい

小池三郎《こいけさぶろう》さんは、末期がんで余命3カ月と宣告され、病院の紹介状を持って小笠原内科を来院しました。一人暮らしだけど家で過ごしたいと希望したからです。身内は妹の佳子《よしこ》さんだけで、他県に住んでいます。

その翌日、訪問看護師と一緒に小池さんの家に行くと、佳子さんが来ていました。

私が小池さんと佳子さんに在宅医療を説明する中で、**「家ならテレビもお風呂もタバコも自由。お酒だって飲めるんだから」**と話すと、小池さんの目がパッと輝きました。

それを見た訪問看護師はスーッと部屋を出て、缶ビールを手に戻ってきました。

「末期がんなのに、お酒を飲んでいいなんて……」

佳子さんは驚きを隠せない様子です。

訪問看護師は全員に缶ビールを配り、みんなで乾杯しました。

在宅医療が始まってしばらくした頃に、小池さんと訪問看護師は次のようなおしゃべりをしたそうです。

「テレビを見ながら冷えたビールを飲むのが、至福の時間だよ」

「わぁ、いいですね。でも、ビールを飲むとトイレが近くなりませんか？」

「そうなんだよねえ。トイレに行く回数が増えるから疲れるんだ。でも、こうやって点滴をしてもらうと楽になるから助かるよ」

小池さんは、本当にビールが大好きだったようです。たとえ体に負担がかかっても、それをはるかに上回る喜びがあったに違いありません。

小池さんを看取ったのは、担当の訪問看護師でした。

「お茶が飲みたい」と言う小池さんに、訪問看護師がスポンジにお茶を含ませて飲ませてあげると、小池さんは「ありがとう」とほほえんで、ゆっくりと呼吸が浅くなっていったのだそうです。

きっと穏やかな最期だったのでしょう。

小池さんは、最期まで家にいること、佳子さんには迷惑をかけないこと、容体が急変しても佳子さんは駆けつけなくてもいいことなどを希望していました。

死を意識したとき、何を思い、何を願うかは、人それぞれです。最期を家族に看取ってほしいと思う人もいれば、一人で迎えたいと思う人もいるのです。

小池さんが亡くなった後に、私は佳子さんに会うことができたので、小池さんの思いを伝えました。

「小池さんは、あなたのことをいつも気にかけていたし、『家にいたい』という願いをかなえてくれたことにも感謝していたよ」

「それならよかったです。私は何もしてあげられなかったけど、大好きな訪問看護師さんが看取ってくれたと聞いて安心しました。最後まで大好きなビールが飲めて、きっと兄は幸せだったと思います」

入院したほうが、心が通わずむしろ孤独になる

今の日本では、老いた親と成人した子どもが離れて暮らしているほうが多いのではないでしょうか。

一人暮らしの太田千代子《おおたちよこ》さんの場合は、一人息子の達也《たつや》さんがアメリカのサンフランシスコに住んでいました。太田さんは膵臓《すいぞう》がんの末期で入院していましたが、家に帰ることを希望していました。そこで、私が在宅医療を引き受けることになりました。

こうして太田さんは家に帰ってきたものの、達也さんは「病院にいるほうが安心だ」と思っているようです。「苦しいのなら入院して」と太田さんは言

われたとのことでした。

離れて暮らす家族が「病院は安心、家は不安・心配」と言って、老いた親を入院させようとすることは珍しくありません。しかし、入院する本人は不安になります。まったく安心できません。その証拠に、**退院すると患者さんは心が休まり、元気になります。**

退院した翌日、太田さんの顔色がよくなっていました。病院だと眠れなかったのが、家だとぐっすり眠れて、痛みが取れ、食欲も出てきたと話していました。

その1カ月後に、達也さんが帰国しました。私が訪問した際には、「一人で家にいるときに、何かあったらと思うと……」と不安な様子を見せていました。すると、太田さんが次のように言いました。

「今はねえ、訪問看護師さんやヘルパーさんが毎日のように来てくれるから、いつもにぎやかでうれしいよ。病院にいたときは痛みがすごくてね、ナースコールを押しても『我慢してください』と言われるばっかりで……。それに、いつも一人で、寂しかったよ」

この言葉を聞いて、達也さんは「入院すれば安心」とは思わなくなったのでしょう。「在宅医療を続けてください」と私に伝え、アメリカへと出発しました。

3カ月後、達也さんが帰国した夜、母子で語り合い、翌朝に太田さんは穏やかに旅立ちました。

達也さんは太田さんの旅立ちのときに立ち会えましたが、たとえ間に合わなかったとしても、最期の願いをかなえてあげたのなら十分に親孝行でしょう。

ヘルパーとのおしゃべりでどんどん元気になる

大腸がんで入院していた87歳の安藤智美《あんどうともみ》さんは、余命1カ月と宣告され、寝たきりで生ける屍《しかばね》の状態で退院しました。その3カ月後、喫茶店に行けるほど元気になったのです。

診療のために訪問した際に、「なんでそんなに元気になったの？」と私は安藤さんに尋ねました。すると、こう答えてくれました。

「病院では、ひっきりなしに看護師さんやお医者さんが来てくれたけれど、誰とも心が通わなかった。でも家に帰ってきたら、娘や看護師さん、ヘルパーさんの誰かが1日1回は来てくれる。1時間もいて、おしゃべりしてくれる。明日には誰が来てくれるか、今日は誰が来てくれるか、と思うだけでうれしいの」

安藤さんは会社勤めの長男と同居していて、一日のほとんどを一人で過ごしていました。それでも、誰かが家を訪問してくれるおかげで、宣告された余命の20倍も笑顔で長生きができたのではないでしょうか。

「病院では孤独だった」と話すのは、安藤さんだけではありません。多くの患者さんが、そう語っていました。**病院には、医療従事者が大勢います。しかし、患者さん一人ひとりと向き合う時間がないほど、忙しく働いています。**そのため、患者さんも必要最低限のことしか話せないのが現状です。

在宅医療では、医師と看護師、ヘルパーなどがチームとなって、患者さんに寄り添います。また、患者さんが一人暮らしで夜が不安なときは、巡回型のヘルパーが見回りに来てくれます。病院よりも家のほうが、孤独を感じずに、笑顔で長生きができるのかもしれません。

第6章

病院が「幸せな老後」を妨げる

病院に行ったせいで早く死ぬケースも多い

この世のいのちを終える日まで、安らか・大らか・朗らかに過ごし、安心して清らかに旅立っていく――そのような死のあり方を、私は「希望死・満足死・納得死の3点セット」と呼んでいます。

希望死は、本人が希望を持って生きているときに旅立つことです。
満足死は、よかった〜と満足しているときに旅立つことです。
納得死は、まぁこんなもんだろうな〜と納得して旅立つことです。

夫や妻を看取って一人暮らしになったり、病気になったりしたときに、病院や施設に入るようにと、家族から促される場合もあるでしょう。

しかし、住み慣れた家を離れることは、大きなストレスとなるケースが多いのです。ストレスは血管を収縮させて、血流を妨げます。この状態が続くと、心臓に大きな負担がかかるのです。そして病気が悪化したり痛みが強くなったりして、さらにストレスを増幅させるという悪循環に陥ります。病院に行くのは逆効果で、長生きできなくなることもあるのです。

患者さんの中には、入院して数日で亡くなるケースもありました。病院という空間で緊張して、「たこつぼ型心筋症」を発症したのだと推測されます。たこつぼ型心筋症とは、強いストレスなどで、突然、胸痛や息切れなどの症状が出現する心臓の病気です。極度の緊張で、心臓に栄養を送る血管（冠動脈）がけいれんを起こし、心臓がたこつぼのようにほとんど動かなくなるのです。

100ページで紹介した久保武《くぼたけし》さんは、家に帰り、10年も笑顔で長生きしました。ところが、咳と発熱があったとき、遠くへ嫁いでいた娘が「お父様は心臓が悪いので、すぐ入院して早く治してください」と久保さんに電話をしました。やむなく入院した久保さんは、間もなく病院死となりました。

149ページで紹介した安藤智美《あんどうともみ》さんは、自宅で約20カ月過ごしていた頃、元気で痛みもなかったので、うっかりモルヒネを飲むのを忘れて眠ってしまいました。夜3時に「痛い」と起きてゴソゴソしていたら、同居している息子から「痛いなら入院しなよ」と言われました。それで、安藤さんはやむなく入院しました。ここまでの話で、入院したらどうなるかは読者の皆さんもわかりますよね。入院した安藤さんは、間もなく病院死となりました。

入院したら、死ぬ。

昔の私はこんなケースを、たくさん経験しました。つらいです。

ですから、緊張が強いられる環境はできるだけ避けて、血管を広げる生活を送ってほしいと思います。**暮らしたいところで過ごしていると、表情が満面の笑みに変わり、寿命が延びる人が3割ほどいます。**病院では余命1カ月と言われた患者さんが、自宅に帰ったことで1年、2年、中には10年、20年も笑顔で長生きをした例を、私はたくさん見てきました。

在宅医療の技術や通信技術は、進歩しています。夜に眠れないときも、痛みや熱、苦しみが出てきたときにも、薬で対応できます。

また、スマートフォンのアプリなどで、24時間、家族同士で顔を見ながら会話することもできます。

在宅医療でできることが以前と比べて飛躍的に増えていることを、多くの人に知っておいてほしいと思います。

在宅医療、特に在宅ホスピス緩和ケアで旅立てたら、もう大往生、なんとめでたいご臨終だと喜んでいただければ幸いです。

延命治療はかえって患者を苦しめる

最近では、多くの人が延命治療を望まないといいます。

しかし、ある日突然倒れたり、がんだとわかって「余命6カ月です」などと医師に宣告されたりすると、患者さんも家族も慌てふためきます。死が現実のものとなったときに、「とにかく命を救えれば」「できることはすべてしなければならない」という考えになりがちなのです。

ただ、**末期などの患者さんへの治療に手を尽くせば、その分だけ患者さんを苦しめる**ことになります。

私は小笠原内科を開業する前に、大学病院や市民病院に勤務していました。当時は、「とにかく一日でも長生きさせるために、患者さんに手厚い治療を施すことが医師の仕事だ」と思っていました。がんの末期の人が倒れた場合でも、救急車で運ばれてきたら人工呼吸器をつけたり、心臓マッサージをしたりしていました。

しかし、心臓マッサージによって、肋骨が折れることは珍しくありません。特に高齢者ではその確率が高く、たとえ一命を取り留めても、その後の暮らしは寝たきりです。骨が折れたまま「痛い、痛い」と言って生きなければならない人もいます。**骨が折れると、骨が折れる。**

治療を受けることで苦しみ、病院で亡くなっていく患者さんたちを見続けていたら、いつしか**「とにかく生きていてほしいという家族の思いを優先して、無抵抗な患者さんを苦しめ続けているのではないか。虐待ではないか」**と感じるようになりました。

また、高齢者の場合は、がんとわかったときには末期という状態のことが珍しくありません。つまり、死ぬ直前までがんとの闘いで苦しむことなく生きることができてよかったと喜べる状況です。それにもかかわらず、ただ延命させるために治療を行うと、患者さんは苦しみます。

特に抗がん剤の治療で、つらい思いをする患者さんはたくさんいます。がん細胞だけでなく、正常な細胞までダメージを受けるので、当然食欲は落ちて、体がだるくなり、生活の質（ＱＯＬ）が低下します。**抗がん剤でがんを小さくすることに果たしてメリットがあるのか、立ち止まってよく考える必要があるのです。**

高齢者の場合は、治療したとしても延命できるのか、早く死ぬのか、そこがわかりません。しかも、ずっと病院のベッドの上で苦しみながら寝ているのであれば、患者さんは幸せでしょうか。これはがんだけに限らず、ほかの病気も同じです。

いざというときにおろおろとして、望まぬ延命治療を受けないように、普段から家族と一緒に話し合っておくことが大事です。そのための「人生会議」については、192ページで詳しく説明します。

最後に、これは病院に勤務していた頃の経験ですが、心臓が止まったり、呼吸が止まったり、いわゆる〝死んじゃった〟人に救命救急医療を提供して、再び元気になって外来通院をしてもらった患者7人から、臨死体験を聞いたことがあります。だから体力のある方は延命できるように、骨を折ることも必要です。

何があっても救急車を呼ばない

救急車を呼ぶのは、「延命治療を望む」という意思表示になります。延命治療で助かる人はいいのですが、末期がんや老衰、認知症で自分の意思を表明できない人だと、たとえ助からないとわかっていても最期まで苦しい延命治療をされます。救急隊員の使命が、死を回避させることだからです。一分一秒でも長く患者さんを生き続けさせようとします。

強制的に生かされる悲劇を生まないために、「何があっても、救急車を呼ばないでください」と繰り返し、周囲の人に伝えておきましょう。

また、**患者さん本人がむやみに救急車を呼ばないように、ＡＣＰ（人生会**

議、192ページ参照）をしっかりと行うことも効果的です。

咽頭《いんとう》がんが肺に転移した、73歳の田中静子《たなかしずこ》さんは、病院で抗がん剤の治療を受けていました。残念ながら、がんの縮小が認められず、治療も限界に達したので、担当医は「よくなった」と告げて田中さんを退院させました。

田中さんは一人暮らしです。担当医の言葉を信じて退院したものの、苦痛が治まらず、不安になるたびに救急車を呼んでいました。こうして、入退院を何度も繰り返していました。

病院の看護師から、田中さんは小笠原内科を紹介され、在宅医療を受けることになりました。

最初の訪問でのＡＣＰで、田中さんが不信感を抱いているとわかりました。それで、私は「本当のことが聞きたいですか？」と尋ねました。田中さんが「一人暮らしなので本当のことが知りたい」と訴えたので、抗がん剤が効かなかったことを伝えました。さすがに大きなショックを受けているようでした。

そこで時間をかけてＡＣＰを行い、「最期まで家にいたい」という本人の希望を確認しました。その後、田中さんは救急車を一回も呼びませんでした。

近年、軽症でも救急車を呼ぶ人がいるので、本当に救急車を要する人が利用できなくなるという事態が起こっています。そのために、助かるはずの人が助からなかったり、病状がひどくなったりするのです。救急車をタクシー代わりに使うなど、もってのほかです。

自宅で最期を迎えるためには、救急車を呼んではいけません。

緊急時に電話する先は、訪問看護ステーションです。訪問看護師が駆けつけ、必要があれば医師も往診します。紙に「いざというときは訪問看護ステーションに電話をかける」と大きく書いて、電話番号を目立つ場所に貼っておくといいでしょう。

うまくいかなければ医者を交代する勇気も必要

皆さんは、髪を切るために美容院や理容院に行きますよね。美容師や理容師が髪を切るのが下手だったり、接客態度が悪かったりしたら、どうしますか。「嫌だな」と思いながらも、通い続けますか。

おそらく、ほとんどの人がほかの美容院や理容院に行くでしょう。

医師についても同じことがいえます。**力量がなかったり、患者さんや家族の話を聞かなかったり、相性が悪かったりしたら、交代すればいい**のです。

美容師や理容師にはすぐに見切りをつけるのに、医師が相手だと「仕方がない」と我慢するケースは少なくありません。しかし、我慢が大きなストレスとなり、治療に悪影響を及ぼします。
また、いくら評判のよい医師であったとしても、「合わない」と感じていたら別の医師を探しましょう。

医師を交代するときには、同じ病院で別の医師に変更する場合と、別の病院に変更する場合があります。

病院では、曜日によって担当する医師が異なることが多いので、通院する曜日を変更するのが一つの手段です。

医師が1人しかいない場合は、別の病院に変更することになります。このときは、こっそりと変更するのではなく、担当していた医師に「ちょっと事情があって、別の病院に行くことにしました」と伝え、紹介状（診療情報提供書）を書いてもらいましょう。

最近の例では、あるクリニックで訪問診療を受けていた患者さんの家族が、「治療方針に不満がある」という理由で、小笠原内科への転院を希望していました。そこで、クリニックの医師からも話を聞いたところ、「あそこのご家族とはやりにくい」などと不満をたくさん漏らしました。どうやら医師のほうも我慢をしていたようです。

医師と患者さんの家族といえども、人間同士なので相性があります。こちらが「話が通じない」と思っていたら、相手もそう思っていたということも珍しくありません。ですから、遠慮は不要です。

がんは告知した人のほうが長生きする

「あなたはがんです」と告知されたら、大きなショックを受ける人がほとんどでしょう。

そのため、家族ががんだとわかったときに、「本人に告げてもいいのだろうか」、「最期まで隠したほうがいいのだろうか」と悩んでしまうことは珍しくありません。

私の経験では、**告知をした患者さんのほうが、告知をされなかった患者さんよりも長生きをします。**

告知をされなかった患者さんは、疑心暗鬼に陥りがちです。治療を受けていても体調が悪化していくことに、「どうして？」と疑問を抱きます。「本当は別の病気じゃないのか？」と不安だけでなく医師への不信感も生まれます。こうして、不安が募っていくと、免疫力が下がります。そのために、告知をされなかった患者さんの余命が短くなるのだと考えられます。

もちろん、「本当のことなど聞きたくない」と性格的に告知を希望しない患者さんには、病名や余命を告げません。また、患者さんの様子を観察せずに、一方的に告知することもありません。

私が告知をするときには、患者さんと握手をします。理由の一つは、手を握ることで患者さんに安心してもらうためです。

そしてもう一つは、脈の変化を確かめるためです。脈拍は患者さんの心理状態を反映しています。例えば１４０ぐらいに上がると、興奮して頭の中が真っ白になっているので、私が何を話したところで患者さんの心には伝わりません。それが100を下回ると、気持ちが落ち着いて、話を理解できるようになるのです。
このように、告知をするときには患者さんの状況を把握することが大切です。

ただ、私がいきなり脈を取ると、患者さんは緊張して脈も上がってしまいます。ですから、握手をしながら、さりげなく人さし指を伸ばして、患者さんの脈を感じ取るようにしているわけです。

そして告知を、単なる告知だけで終わらせてはいけません。告知を受けた患者さんは、動揺しています。
私は告知をした後はなるべくほほえみながら、患者さんから目をそらさず、そっと手を握り続けて脈を確かめ、穏やかな気持ちになるまで待ちます。

患者さんは、真実を知らなければ、これからの生き方を自分で選ぶことができません。ですから、家族もつらいでしょうが、真実を告げることから逃げないでほしいと思うのです。

厳しい真実よりも優しいウソのほうが、患者さんの余命を短くします。

59歳で副鼻腔《ふくびくう》のがんが見つかった西義徳《にしよしのり》さんは、左目にもがん細胞が広がっている(浸潤《しんじゅん》)可能性が高い状態でした。しかし、家族が本人への告知を強く拒否しました。

結果として、手術は副鼻腔だけという中途半端な選択になりました。さらに、がんであることを隠すために在宅医療でもモルヒネが使えず、痛みを緩和できなかったので、西さんは最期まで苦しい思いをしました。

西さんの死後、西さんの妻と会う機会がありました。西さんの妻は私と目を合わさず、気まずそうな様子でした。私は「告知しなかったことを、奥さんは後悔しているのではないか」と感じて、大いに悔やみました。

西さんの妻は「本人に知らせないほうが幸せ」と考えたのでしょう。しかし、患者さんはがんの痛みと苦しみで命を縮めたり、だまされたと感じてショックを受けて容体が悪化したりしています。

朗らかに生きて、笑顔で死ぬためには、患者さん自身が本当のことを知る必要があるのです。

「がんは放置すればよい」という有名な医師の言葉は7割正解、3割間違い

がんが見つかっても、放置したほうがいい。がんの手術は寿命を縮めるだけで、抗がん剤は効かない。検診は無意味だ……

このように主張する医師が書いた本が、私のもとに送られてきたことがありました。それで読んでみたところ、内容の7割には同意できたのですが、3割は誤りだと思いました。ただ、7割も正しいことをズバッと書かれたことについては、素晴らしいと感心しました。

早期がんならば、完治も可能です。あるとき、60歳の男性が小笠原内科を来院し、次のように話しました。

「早期の胃がんが見つかり、病院の医師から手術せよと言われました。『がんは放置すればよい』とベストセラーに書いてあったので、小笠原先生に在宅医療をしてほしいんです」

「冗談もほどほどにしなさい。手術をすれば死なない。放置すれば死ぬ。その病院に紹介状を書くので、すぐ行かないとダメ」

私は説得し、その男性は病院へ向かいました。こういうケースがちょくちょくあります。

ただ手術しても、今までの生き方をしていると、またがんが発生すると思います。イエローカードだと思い、生き方を変えることが重要です。

ここで「7割正解、3割間違い」を整理して詳しく説明していきましょう。

①年齢や状況、種類によっては、がんを放置したほうがいい

私たちの体は、日に日に老いていきます。若い頃ならば多少無理をしても、数日すれば気力も体力も回復したでしょう。しかし、年を取れば、そうはいきません。

そのため、手術することは、高齢の患者さんへの大きな負担となります。そして、術後はベッドから離れられなくなって、生活の質（QOL）が大きく低下する可能性もあるのです。

手術や入院治療での苦しみに耐えて、延命の努力をするのか。

在宅医療で痛みを取り除きながら、これまでどおりの生活を送るのか。

どちらを選ぶのかは、人生観の問題です。ただ、私が担当したほとんどの

患者さんが「最期まで家にいたい」と願っていました。そしてつらい延命の努力をした人よりも、はるかに延命している人も多くいます。

老い方は人それぞれで、個人差が大きいものです。ですから、「〇歳までは手術したほうがよい」などと、一概にはいえません。目安として前期高齢者医療制度の対象になる65歳になったら、自分がどんな人生を送りたいのかについて、一度考えておいてもいいでしょう。後期高齢者になったら、〝高貴高麗者〟としての対応を考えることをお勧めします。

また、がんは進行度に応じて、ステージ0からステージⅣまでの5段階に分類されます。ステージⅣは末期がんで、手術してもがんが取り切れないばかりか、患者さんの体は回復しないので、大きく落胆させることにもつながります。

過去には、過剰な手術や抗がん剤治療で、つらい思いをする患者さんが多数いました。その姿を見て、「苦しみながら死ぬぐらいだったら、放置したほうがましだ」と考える医師が現れるのは、当たり前のことではないでしょうか。

——②がんには、積極的に治療する意味があるものとないものがある

がんには、骨髄など血液を作る組織（造血組織）の異常による「血液がん」と、がん細胞が集まってできる「固形がん」があります。

白血病、悪性リンパ腫、多発性骨髄腫などといった血液がんに対しては、抗がん剤が効果を発揮します。

一方、固形がんには、種類によって、治療してもあまり効果がないものもあるのです。

その代表的ながんが、甲状腺がんと前立腺がんです。非常にゆっくりと進

行するため、命に関わることはほとんどありません。甲状腺がんは、若い人や子どもでも珍しくなく、とても小さいものも含めれば多くの高齢者にあるといわれています。

がんの早期診断・早期治療が重要視されていますが、甲状腺がんと前立腺がんについては、過ぎたるはなお及ばざるがごとし。治療には合併症のリスクがあり、逆に寿命を縮める可能性もあるからです。ただ、前立腺がんは放置して大きくなると、尿が出なくなって困りますので、手術や放射線治療、薬物治療を行うかどうかは年齢などによります。

がんにもいろいろなタイプがあります。治療に関しては、まず主治医に相談してください。

乳がんや大腸がん、胃がん、肺がんといった固形がんは、ケースバイケースとなります。抗がん剤療法の有効性は確立されているものの、がんや抗がん剤の種類によって、効く場合と効かない場合が出てくるからです。乳がんは効きやすく、肺がんは効きにくいようです。

手術ではどうにもできない状況になると、ほとんどの医師は抗がん剤治療を勧めます。もちろん効果がある抗がん剤は使うべきですが、小さくてもタチの悪いがんだと抗がん剤は効きにくいので、判断は難しいところです。使って効かない場合は、短命効果になるようです。

しばらく抗がん剤を使っても効果がなければ、気持ちを切り替えて、治療をやめるという選択肢もあります。

自分が死ねば、がんも死ぬ。だからこそ、がんとともに笑って生きる。

それが長生きのコツだと在宅ホスピス緩和ケアで学びました。

③がんを放置してもしなくても増悪すると、痛みで苦しむので、適切な緩和ケアが必要である

がんの患者さんに「病気で一番つらいことは何ですか？」と尋ねたら、間違いなく**「痛み」**が上位に来るでしょう。「がんは放置すれば痛まない」ということは、現実としてあり得ません。

最期まで穏やかに過ごすためには、モルヒネなどの医療用麻薬で痛みや苦しみを取り除く緩和ケアが必要となります。どの薬を使うのか、どれだけの量を使うのかが、医師としての腕の見せどころでもあります。

医療用麻薬を上手に使うと、延命効果も現れます。「モルヒネの使用は少量にとどめておくべきだ」「少しぐらいの痛みならば、薬を使わずに我慢をしたほうがよい」などは、誤解と偏見、間違いです。

ですから、医師だけでなく患者さんにも、次のことを知っておいてほしいと思います。

――現在の医療用麻薬

○痛みは薬で取れる
○薬は安全に使用できるように工夫されている
○医療用麻薬は、痛みの治療をしている限り、中毒にならず安心である
○突然の痛みは我慢せず、レスキューですぐ取る
○副作用による便秘や吐き気などは、予防できる

病気や薬について正しい知識を得ることは、大往生という願いをかなえる第一歩ではないでしょうか。

病院の医者は、病院・病気のことしか知らない

大病院の医師の多くは相変わらず、患者さん自身よりもデータを見て、病気の診断をしているようです。

先日、「ACTH単独欠損症」で長年病院通いをしていた67歳の患者さんが、「息切れがひどくてつらい」と訴えて、小笠原内科を受診しました。

ACTH単独欠損症とは、脳から分泌されるACTH（副腎皮質刺激ホルモン）の量が減って、副腎からのコルチゾールというホルモンの分泌が低下し、食欲低下や体重減少、腹痛などの症状が現れる病気です。

診察室に入ってきた患者さんの姿を見て、「肺がんの末期かな」と私は思っ

たぐらい、ひどい息切れでした。患者さんの話では「ヘモグロビンが9g／dlくらいだから、貧血が原因」と病院で言われたとのことでした。ヘモグロビンとは、赤血球に含まれる赤い色のタンパク質で、肺から全身へと酸素を運ぶ役割を担っています。

ヘモグロビンの基準値（日本心臓財団）は、男性が13・7〜16・8g／dl、女性が11・6〜14・8g／dlなので、確かに低い数値ではあります。ただ、9g／dlの状態に体が慣れてくれば、走らない限り、息切れはしません。

この患者さんは、結局のところ肺がんの末期ではなく、病院で「貧血だ」と言われたことでひどい息切れがするようになっていました。つまり、**「貧血だ」という不安感が、体の症状を悪化させていた**のです。「ヘモグロビンが9g／dl」というデータによる診断が、ひどい息切れという症状を作り出していました。

患者さんの性格や暮らしに医師が興味を持たなければ、病状が悪化することもあります。

そして、病院の医師は、病院と病気のことしか知りません。そのため、患者さんを「安心」させることに目が向きません。**安心して家で暮らすだけで症状が改善して、笑顔で長生きをする**という教育を受けたことがない医師のほうが多いからです。医学教育の失敗でもあります。

もちろん、すべての病院が悪いというわけではなく、よいところもたくさんあります。手術や精密な検査をする必要がある場合は、家ではできないので、病院に行く必要があります。こうした場合は病院を利用し、必要がなければ住み慣れた家で過ごすほうがいいのではないでしょうか。

最近では、在宅医療の延命効果が、医師の間でも知られるようになってきました。病院では痛みなどが消えず、家に帰りたがっている患者さんについては、帰宅させることを家族に提案する医師はよい医師です。

「持続的深い鎮静」は抜かずの宝刀

「希望死・満足死・納得死」を実現するためには、134ページの橋田壽賀子《はしだすがこ》さんのエピソードで紹介した「持続的深い鎮静」について、もう少し詳しくお話しする必要があります。

2016年にテレビ局が調査したデータによると、末期のがん患者の7人に1人が「持続的深い鎮静」を受けているそうです。

「持続的深い鎮静」では、患者さんの耐えがたい苦痛を緩和するために、死ぬまで強力な鎮静剤を投与します。言い換えると、今生の別れとなる行為なのです。

推測ですが、患者さんや家族が、「持続的深い鎮静」が何を意味するのか、結果として何が起こるのかを十分に知らないままに、行われているのが現状ではないでしょうか。

白い壁に白いシーツという無機質な病室の中では、患者さんが生きる気力をなくし、苦痛に顔をゆがめて「もう死にたい」と訴えるケースは少なくありません。そのために家族も「苦しみから解放してあげられるのなら」と、「持続的深い鎮静」に同意するのだと思います。

しかし、患者さんが家に帰ってきて在宅ホスピス緩和ケアを受け始めると、笑顔を取り戻すのです。**生活感のあふれる家の暖かな空気や、家族との時間は、鎮静剤以上に苦痛を和らげる効果を持っているから**です。

在宅ホスピス緩和ケアは、医師が主体となって行う緩和医療ではありません。医師と訪問看護師、ヘルパーなどが協働し、心が通うチーム医療を包括した緩和ケアです。主力は現場の看護師やヘルパーで、医師は医師免許がないとできないことを主にしていればいいのです。

この本質が理解できない開業医が、病院に勤務しているときの感覚のままで在宅医療に取り組むと、現場の意見を聞かず、また患者さんや家族にもよく説明せずに「持続的深い鎮静」を勧めてしまい、結果として家族に思わぬトラウマを与えてしまうこともあります。

末期がんの在宅医療で「持続的深い鎮静」を受けていた熊本敏夫《くまもととしお》さんのケースは、トラウマを生む一歩手前でした。

「これからは、在宅医療を小笠原内科にお願いしたいのですが」

慌てた口調で、熊本さんの妻の敦子《あつこ》さんが小笠原内科に電話をかけてきました。

熊本さんの在宅医は、開業して間もない近所の医師でした。その医師から「苦しいので眠られますか?」と敦子さんは聞かれたので、「ハイ」と答えたら、すぐ熊本さんに「持続的深い鎮静」をされてしまいました。敦子さんは、夫が苦しんでいる姿を見るのが、つらかっただけなのです。

そして、「持続的深い鎮静」が始まったところで、「亡くなるまで意識は戻らない」と医師から説明を受けて、敦子さんは大きなショックを受けました。「持続的深い鎮静」は一時的な処置だと誤解していたからです。「やめてほしい」と医師に訴えましたが、「かわいそうですよ。僕ならこのまま死にたいな〜」とやめてくれませんでした。

この在宅医に不信感を抱き、小笠原内科に電話をかけてきた敦子さんは、「持続的深い鎮静を中止したい」という強い希望を伝えてきました。それ以降は、小笠原内科で熊本さんを担当することにしました。

まず行ったのは、強力な鎮静剤（ドルミカム）の減量です。同時に、痛みが再発する可能性があるので、モルヒネの投与を始めました。

こうして在宅ホスピス緩和ケアが始まりました。

1週間がたった頃、熊本さんはふっと目を開きました。そばにいた敦子さんが気づいて顔をのぞき込むと、**熊本さんは小さな声で「ありがとう」とニコッと笑って、そのまま旅立たれました。**それまでは、しゃべれなくても、耳は聞こえていたのでしょう。

熊本さんが亡くなったと連絡を受けて私が家に駆けつけると、敦子さんはうれしそうに私に言いました。

「夫は大往生でした」

「持続的深い鎮静」をして、熊本さんは痛覚もなくなり、昏睡そのものだと思われていました。しかし、敦子さんが「こんな状態にされていては、夫にありがとうとも言えない。お別れの言葉も言えないなんて、つらすぎる」と話していた言葉が、熊本さんにはしっかり聞こえていたのかもしれません。
「持続的深い鎮静」を中止して数日、死ぬ直前、臨終の極みでの、熊本さんの「ありがとう」という一言。「夫は大往生でした」という敦子さんの言葉、私は感動しました。

「持続的深い鎮静」をされた患者さんは、まず意識がなくなって心が死に、そして肉体の死が訪れます。二度も死ぬなんて、残酷な話です。また、家族は「薬によって強制的に死なせてしまった」と後悔の念にさいなまれ、精神を病み、精神科に通院しなければならない悲惨なケースもあります。

「持続的深い鎮静」は最後の手段として必要な医療であるとは思いますが、「抜かずの宝刀」で、使わないことに意味があります。苦痛を取る方法があるにもかかわらず、安易に「持続的深い鎮静」をすることは、医の倫理からも許されません。スキルのない医師は、そのことを肝に銘じるべきでしょう。

私にも失敗談があります。2016年、台湾から在宅医の余尚儒先生が研修に来られました。独居の患者さんに夜間セデーション(212ページ参照)を始め、余先生に方法を伝授していたときのことです。

夜間セデーションをするために催眠鎮静剤のドルミカムの持続皮下注射を始めてしばらくすると、患者さんから力が抜けて、会話もできなくなり、つねられてもまったく反応がなく、昏睡になりました。私はおもむろに「こうして夜から朝までぐっすり眠ってもらい、明日の朝、この注射を中止すれば、患者さんは目覚められますよ」と、余先生と話を始めました。

翌朝、患者さんから「先生、うるさい。手も足も動かないし痛みもまったくない。声も出ないししゃべれないけど、耳だけは聞こえていたわ」と言われたのです。私はぞっとして「ごめんごめん」と謝りました。

この経験で、ひょっとして「持続的深い鎮静」をされた患者さんが昏睡状態だと思われていても、耳だけは聞こえているんじゃないかと寒気がしてきました。恐ろしくもなりました。

患者さんは耳が聞こえないと思っての医療関係者の会話や家族の本音の言葉、それを黙って聞いている患者さん。そんなことがないことを祈るだけです。やはり、「持続的深い鎮静」は抜かずの宝刀です。

小笠原内科では、苦痛を取り、笑顔で生きてもらうために在宅ホスピス緩和ケアを提供するので、「持続的深い鎮静」をして看取ったことはありません。今でも「持続的深い鎮静」をしている医師・看護師は、ぜひ日本在宅ホスピス協会に入会して、スキルを高めてほしいと思います。

第7章

人生の最期を自宅で安らかに過ごす方法

必ずやっておきたい人生会議

ACP（Advance Care Planning）は、患者さんに関わる人が話し合って、患者さんがどのように生きたいのかをみんなで共有する人生会議で、私は30年以上前からやってきました。

医療を受けるときは、医師の説明のもとに、本人が納得して希望する医療を受けることが原則です。しかし、大きな病気やケガをしたり、終末期を迎えたりすると、自分の意思を伝えられなくなる場合があります。

自分の意思を伝えられなくなったときに受ける治療について、本人が家族や医療従事者、ケアマネージャーなどと前もって話し合って共有するために、ACPを行うのです。

ACPについて、私は次のように説明しています。

○A　患者さんの「ああしてほしい」のAで、家族や医療従事者などの「ああしてあげたい」のA

○C　患者さんの「こうしてほしい」のCで、家族や医療従事者などの「こうしてあげたい」のC

○P　患者さんの「プランを上手に立ててほしいな〜」のPで、家族や医療従事者などの「プランをどう立てればいいのかな〜」のP

そして小笠原内科では、次の6カ条を作っています。

――ACPの6カ条

①家族の意見を取りまとめる人が、必ず参加する

②患者さんに関わる人はできる限り参加する
③何度も繰り返し行う
④参加できなかった人にも内容を伝える
⑤延命処置を希望しない人は意思表示の書面（DNAR、詳細は後述）を作っておく（もしくはACPのときにはっきり伝える）
⑥本人が話せる環境を作る（周りが答えを誘導しない、体調がいいときに行う、信頼関係ができている訪問看護師が必ず立ち会う、など）

ＡＣＰに参加するのは、患者さんの家族、医師、訪問看護師、歯科医師、薬剤師、療法士、管理栄養士、ケアマネージャー、介護職、福祉用具専門相談員などで、民生委員や町内会長、親族が呼ばれることもあります。

このように、たくさんの人を集めてＡＣＰを行うのは、「最期まで家にいたいという願いをかなえてあげたい」、「最期に苦しんでほしくない」と思うからです。

家族や親族の中で在宅医療に反対する人がいる場合は、ＡＣＰに連れてきてもらいます。そして反対する理由をじっくりと聞いて、メリットとデメリット、起こり得る悲劇などを話します。

また、病気でも普通に歩くことができたときと、歩けなくなったときとでは、患者さんの希望が変わりがちです。人の気持ちは、そうそう割り切れるものではないのです。だからこそ、**ＡＣＰを繰り返し行うことが大切**です。

ＡＣＰの6カ条の⑤で紹介したＤＮＡＲとは、Do Not Attempt Resuscitationの略で、呼吸が止まって心臓も動いていないときに、心肺蘇生を望まないことを意味しています。

心肺蘇生では、心臓マッサージ（胸骨圧迫）を行います。胸の厚さの3分の1、少なくとも5㎝は沈むように、速く、絶え間なく圧迫するため、肋骨がボキボキと折れることも珍しくありません。その激痛で死ぬ場合もあります。また、助かったとしても、痛みの中で生きていくことになります。
そして、自力で呼吸ができなくなった患者さんには、人工呼吸器を使用します。肺に酸素を送るため、口からチューブを入れたり、のどに穴を開けてチューブを通したりするのですが、その際に苦しそうに暴れる患者さんをたくさん見てきました。あまりの苦しさにチューブを引き抜こうとするので、両手を縛ります。

心肺蘇生を受けたために、苦痛の中で生き続け、死ぬに死ねない状況に陥る悲劇も起こり得ます。

心肺蘇生を望まないのであれば、あらかじめ意思表示をする「事前指示書」などの書面を作っておくことが必要な場合もあります（左ページ参照）。そして、保険証などと一緒に持ち歩いたり、家族に渡したり、かかりつけの医師や訪問看護師に見せたりするといいでしょう。左ページの事前指示書を使うときは、鎮静剤のチェックに気をつけてください（183ページ参照）。

事前指示書（医療に対する希望）

※終末期とは「生命維持処置を行わなければ、比較的短期間で死に至るであろう、不治で回復不能の状態」のことです。

作成日 ＿＿＿＿年＿＿月＿＿日

作成者 ＿＿＿＿＿＿＿＿＿＿

○終末期になったときに受ける医療について、希望する内容を書いておきましょう。
○書いた希望はいつでも修正・撤回できます。
○この書面の存在を、医師や家族、親しい人と共有しておきましょう。
○法律的な意味はありません。

1 基本的な希望（希望の選択肢にチェック☑してください）

（1）痛みなど

□できるだけ抑えてほしい　（□必要なら鎮静剤を使ってもよい）
□自然のままでいたい
□その他（　　　　　　　　　　　　　　　　）

（2）終末期を迎える場所

□病院　□自宅　□施設　□病状に応じて
□その他（　　　　　　　　　　　　　　　　）

（3）上記以外の基本的な希望（自由に記入してください）

2 終末期になったときの希望（希望の選択肢にチェック☑してください）

（1）心臓マッサージなどの心肺蘇生法
□希望する　□希望しない　□　その他（　　　　　　　　　　　　）

（2）延命のための人工呼吸器
□希望する　□希望しない　□　その他（　　　　　　　　　　　　）

（3）強力な抗生物質の使用
□希望する　□希望しない　□　その他（　　　　　　　　　　　　）

（4）胃ろうによる栄養補給
□希望する　□希望しない　□　その他（　　　　　　　　　　　　）

（5）鼻チューブによる栄養補給
□希望する　□希望しない　□　その他（　　　　　　　　　　　　）

（6）点滴による水分の補給
□希望する　□希望しない　□　その他（　　　　　　　　　　　　）

（7）上記以外の希望（自由に記入してください）

3 あなたが希望する医療について判断できなくなったとき、医師が相談すべき人

氏名		あなたとの関係	
連絡先			

※参考資料：国立長寿医療研究センター「私の医療に対する希望（終末期になったとき）」

ＴＨＰは在宅医療のキーパーソン

在宅医療では、医師、訪問看護師、歯科医師、薬剤師、療法士、管理栄養士、ケアマネージャー、介護職、福祉用具専門相談員、臨床宗教師、ボランティアなどがチームとなります。ＴＨＰ（トータルヘルスプランナー）は、在宅医療のキーパーソンで、次の４つの役割を果たします。

①多職種連携・協働・協調がスムーズに行われるように配慮し、介入する
②患者さんと家族の生活状況や希望を把握する
③患者さんと家族、チームのすべてに目を配り、問題点を素早く見つける
④全体を俯瞰して、在宅医療が円滑に進むように企画、方針を考える

THP（トータルヘルスプランナー）のケアシステム

THPは患者の病状をはじめ、介護力の有無や経済状況、
家族の考えなどを考慮し、患者の希望を実現できるチームを作り、
連携・協働・協調の橋渡しや介入をします。

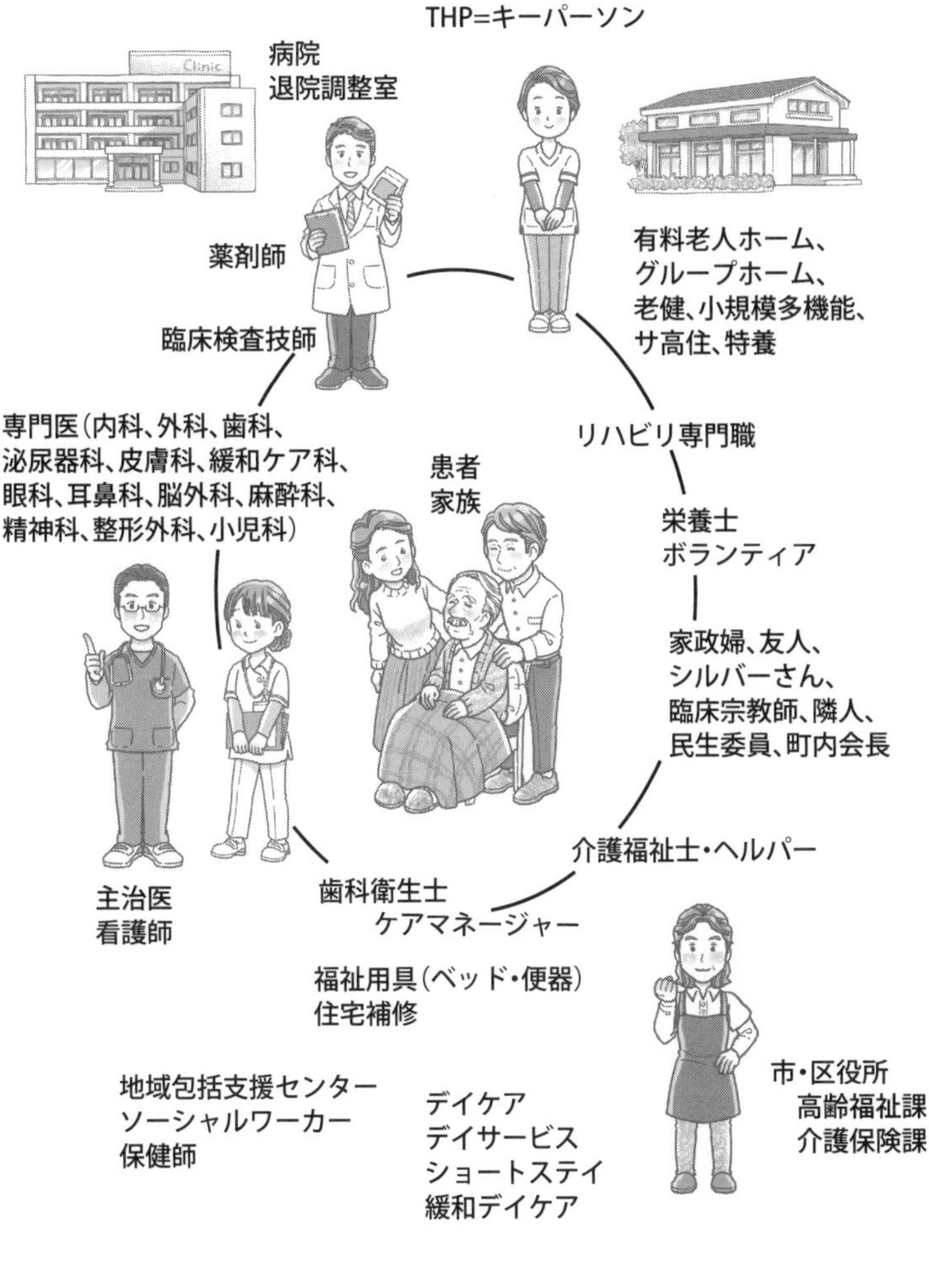

在宅医を見つけておくことが大事

在宅医療には、「往診」と「訪問診療」があります。

往診とは、急変時や死亡時などに、患者さんや家族から医師が呼ばれて、患者さんの家へ行って診療することです。つまり、緊急性のある訪問です。

それに対して訪問診療では、前もって計画して定期的に患者さんを訪問し、診療します。つまり緊急性のない訪問です。


在宅医療を行う医師を「在宅医」と呼んでいます。

在宅医療は、信頼関係が大切です。どんな質問でも丁寧に答えてくれる、本音を話してくれる、ちゃんと目を見て話してくれるなど、最期までお世話になりたいと思う医師を選びましょう。信頼関係が築けないと感じたら、交代する勇気も必要です。

質の高い在宅医療が提供できる在宅医は、次のように選ぶといいでしょう。また、在宅医療を経験した知人などから情報を得るという方法もあります。

―― 在宅医の選び方

①信頼できる「かかりつけ医」を見つけておこう

日本医師会では「健康に関することを何でも相談でき、必要な時は専門の医療機関を紹介してくれる身近にいて頼りになる医師のこと」を「かかりつけ医」と呼んでいます。

まだ通院ができるうちに、信頼できるかかりつけ医を見つけましょう。

かかりつけ医が在宅医療を行っていない場合は、「先生のご家族が在宅医療を希望されたら、どの先生にお願いされますか?」と尋ねてみましょう。

かかりつけ医を探す際は、地域包括支援センター、訪問看護ステーション、居宅介護支援事業所、地域の医師会、市・区役所に相談することができます。

また、「日本在宅ホスピス協会」のホームページに掲載してある医療機関やＴＨＰ（１９８ページ参照）に問い合わせてもいいでしょう。

②正しいマッチングをしよう

在宅医を選ぶときに、「家が近いから」という理由だけで決めるのはお勧めしません。在宅医のスキルと患者さんの状態がマッチングしているかを見極めることが大切です。具体的には、次のとおりです。

○原則、24時間対応している在宅医を選ぶ
○一人暮らしの人は、在宅医と直接話し合ってから選ぶ
○末期がんの人ならモルヒネを使い慣れている在宅医や、がん患者さんの在宅看取り率が80％以上の在宅医を選ぶ（小笠原内科は95％以上）
○心不全の人は心不全の専門知識のある在宅医がベストで、近くにいなければ

ば循環器の専門医と「教育的在宅緩和ケア（215ページ参照）」をしてくれる在宅医を選ぶ
○腎不全で人工透析の人は、家で腹膜透析ができる在宅医を選ぶ
○認知症の人は、かかりつけ医や在宅医療の経験が豊富な在宅医を選ぶ
○小児や精神疾患の人は、在宅医療をしてくれる医師を選ぶ

③厚生労働省の認可を参考にしよう

在宅医療をしている診療所の中には、在宅療養支援診療所や機能強化型在宅療養支援診療所、在宅緩和ケア充実診療所として、厚生労働省に認定されている診療所があります（小笠原内科は、在宅緩和ケア充実診療所）。

こうした診療所については、各都道府県の健康医療局や医療整備課、医療政策課、あるいは医師会などに問い合わせるといいでしょう。また、ホームページで紹介している自治体もあります。

私は2002年にオンライン診療（遠隔診療）を始めました。

オンライン診療では、まず、訪問看護師が患者さんの家を訪問して、医師とテレビ電話をつなぎます。医師は訪問看護師と患者さんから話を聞きます。

そして、訪問看護師に胸の音を聞いてもらったり、おなかを触ってもらったりしながら、医師が画面越しに診察をします。前もって出してある指示（事前約束指示）に従って、訪問看護師が治療をすることもあります。

今はテレビ電話の画面が大きく、映像も鮮明で、患者さんの表情や部屋の様子などがはっきりとわかります。ですから、医師が訪問医療をするときと大差ない診療ができるようになりました。患者さんと医師の間に信頼関係があれば、医師の顔を見るだけで患者さんは安心できるようです。ですから、心のケアができるオンライン診療を「オンラインケア」と私は呼んでいます。

私は2013年に厚生労働省「遠隔診療科学研究班」の一員として、『遠隔診療実践マニュアル』（篠原出版新社）の在宅医療部門を執筆しました。

在宅ホスピス緩和ケアで最期まで笑顔

ホスピスとは、いのちを見つめ、生き方、死に方、看取りのあり方（哲学）を考えることであり、これが日本在宅ホスピス協会の理念にもなっています。

ホスピスの役割は、病院の医療とはまったく違います。

病院の役割は病気を治すことで、病気と闘う場所です。「患者さんを死なせることは医療の敗北だ」と思う医師も多いようです。そのため、患者さんには激しい治療や延命措置が取られます。つらいことです。また、正確な診断や研究に重きを置き、治療方法がなくても、定期検査だけ行う医師もいます。家族の希望もあると思いますが、患者さんがかわいそうです。

それに対して**ホスピスには、終末期を迎えた患者さんにも笑顔で暮らしてもらう役割があります。**そのため、医師による医療行為は、苦痛の軽減につながる治療が中心となり、ケアに重きを置きます。

緩和ケアもホスピスケアも、医療施設だけではなく、住み慣れた自宅で受けられます。これが「在宅ホスピス緩和ケア」で、とても素晴らしいものです。

在宅ホスピス緩和ケアの「在宅」とは、暮らしているところ。

「ホスピス」とはいのちを見つめ、生き方や死に方、看取りのあり方を考えること。

「緩和」とは、身体的・精神的・社会的痛みや苦しみを和らげること。

そして、介護もケアと呼ばれますが、ホスピスケアの「ケア」とは人と人が関わり、暖かいものが生まれ、生きる希望が湧き、生きる力がみなぎってくることを意味しています。これが「ケア」の本質です。

緩和ケアもホスピスケアと同じように扱われていますが、強いていえば、緩和ケアよりも人間としての生老病死のあり方を考えながら提供するのが、ホスピスケアでしょうか。

小笠原内科には、質の高い在宅医療を実践するための理念があります。

生老病死の世の中、人間は必ず死ぬものだ。
在宅緩和ケアで、安らか・大らかは当たり前。
さらに、朗らかに生かされて、
最期は、在宅ホスピスケアで、清らかに旅立ちたい。

この4つの〝らか〟が、在宅医療ではかなえられるのです。

共有したい「介護の負担を減らす10カ条」

在宅医療では、家族が介護をする必要はありません。しかし、どうしても介護をしたいという場合もあるでしょう。そんなときには、「介護の負担を減らす10カ条」を知っておいてほしいと思います。

――介護の負担を減らす10カ条

①介護保険を上手に使う
②ＡＣＰ（人生会議）を繰り返し行う
③ＰＣＡ（患者自己調節鎮痛法）を行う

④夜間セデーションを行う
⑤尿道留置カテーテルを検討する
⑥タッチパネル式テレビ電話を使う
⑦教育的在宅緩和ケアをお願いする
⑧THP（トータルヘルスプランナー）に相談する
⑨THP＋を活用する
⑩心のケアで支える

それぞれの項目について、説明していきましょう。

――①介護保険を上手に使う

介護保険制度は、高齢者の介護を社会全体で支え合う素晴らしい仕組みです。この制度を使うことで、家族の身体的負担や金銭的負担が減らせます。

詳しくは、227ページを参照してください。

――②ACP（人生会議）を繰り返し行う

家族がよかれと思ってやったことでも、患者さんが望んでいなければストレスになります。双方の食い違いをなくすためにも、ACPは繰り返し行ってください。詳しくは、192ページを参照してください。

――③PCA（患者自己調節鎮痛法）を行う

PCAはPatient Controlled Analgesiaの略で、「PCAポンプ」という医療機器を患者さん自身が操作して、痛みや苦しみがあるときに効果的な量の鎮痛剤をすぐに投与できる方法です。

PCAには主に3つの設定項目があります。

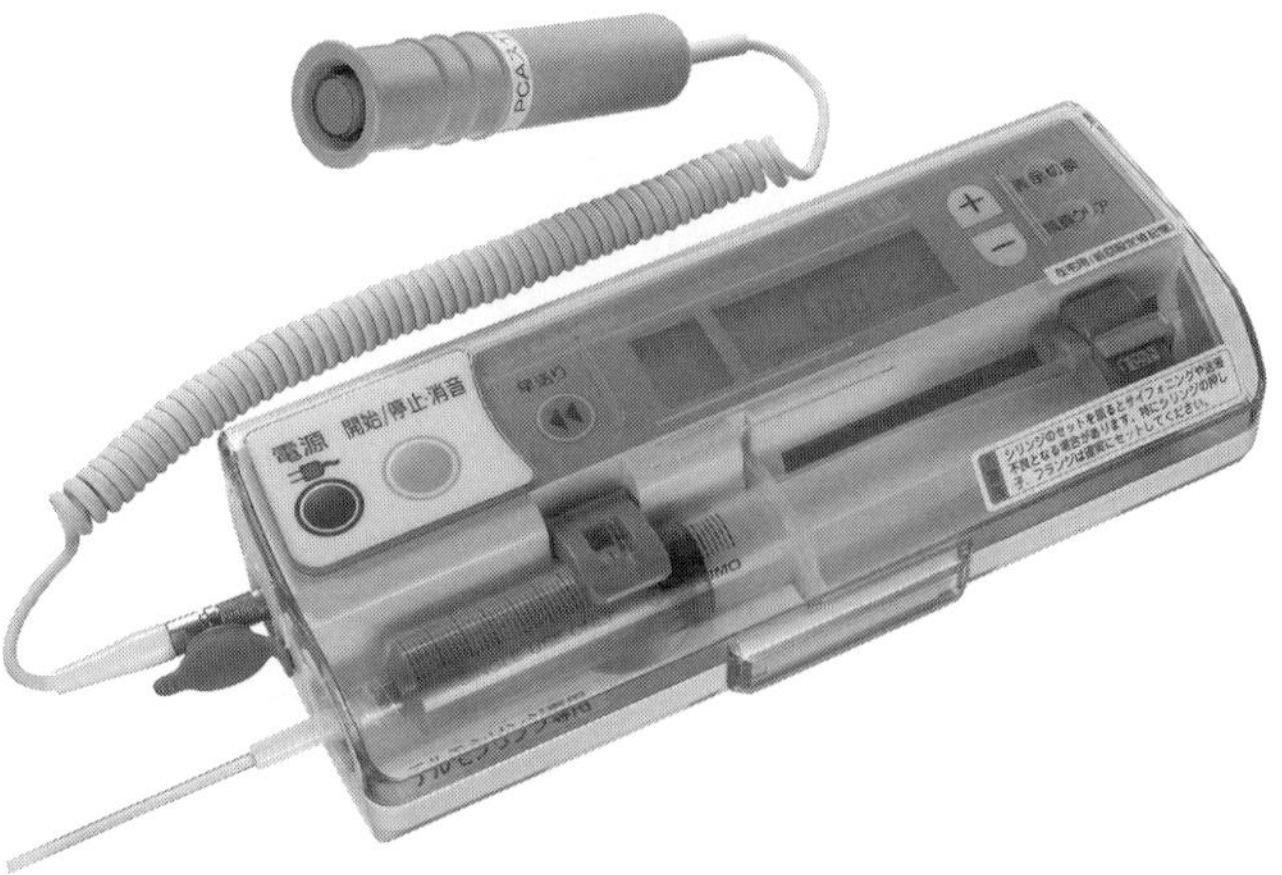

PCAポンプ（写真提供／テルモ株式会社）

○**持続投与量**　1時間当たりに投与される薬の量

○**ボーラス投与量**　患者さんがボタンを押すことで投与される、1回の量

○**ロックアウト時間**　患者さんがボタンを続けて押せる時間間隔で、ロックアウト時間内にボタンを押しても薬は投与されない

PCAポンプの大きさは弁当箱ぐらいなので、カバンに入れたり車いすのカゴに入れたりして外出することもできます。

―――④夜間セデーションを行う

睡眠薬を使って夜間は深い眠りに入り、朝は薬の効果が切れて自然と目覚めるように調節する方法が、夜間セデーションです。

睡眠のリズムが崩れると、意思とは無関係に体の機能を調節する自律神経が乱れ、不安を感じやすくなります。薬で熟睡できるようになれば、不安と痛みが取れるし、家族が起こされることも、ヘルパーが呼ばれることもありません。

―――⑤尿道留置カテーテルを検討する

尿道カテーテルは、尿を排出させるため、尿道から膀胱へ挿入するチューブ（管）です。尿道カテーテルの先端に「バルーン」という小さな風船をつけて、膀胱の中でバルーンを膨らませてチューブを固定し、挿入したままの状態にすることを、「尿道留置カテーテル」といいます。尿はチューブを通って袋（蓄尿袋）にたまっていくため、排尿のためにトイレに行く必要がありません。

また、尿道留置カテーテルは、いつでも外すことができます。

尿道留置カテーテルのメリットは、次のとおりです。

○おむつ交換の回数が減って介護が楽になる
○夜中のおむつ交換がなくなることで、患者さんも家族も熟睡できる
○ヘルパー代が抑えられる
○患者さんもトイレを気にせずに、飲みたい分だけ水分を摂取できる

多くの患者さんが、「尿道留置カテーテルを使うと、こんなに楽なんて」と喜んでいました。それでもおむつを希望する場合は、巡回型ヘルパーを頼んだり、尿の吸収量が多いおむつを使ったりすると、家族の負担は減らせます。

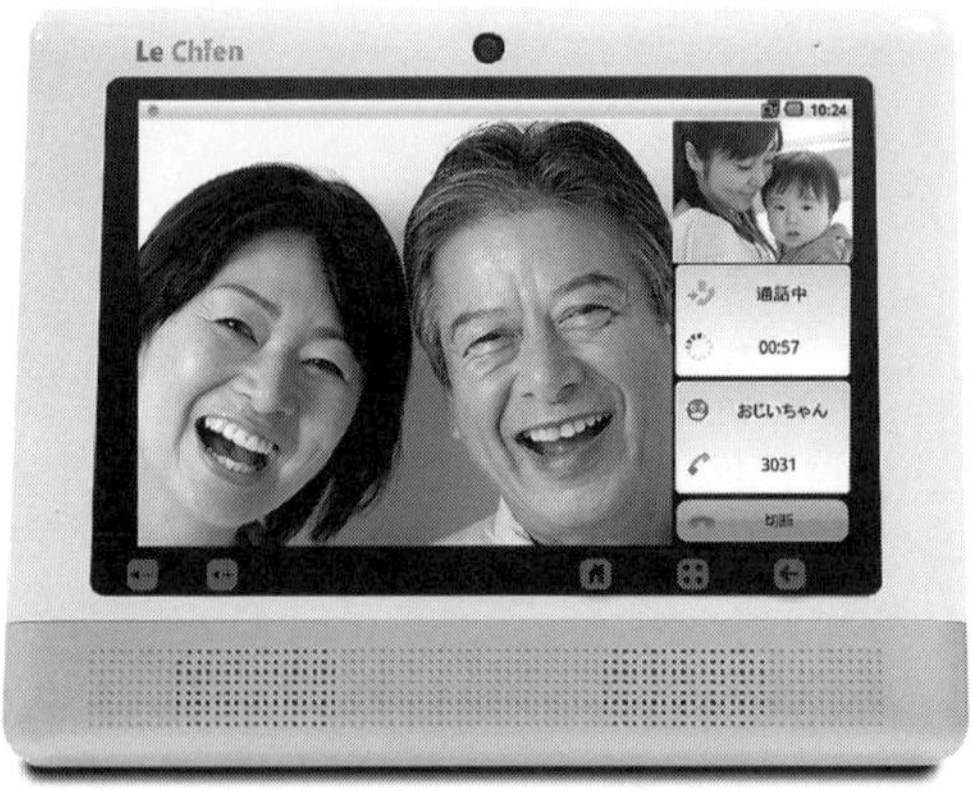

テレビ電話（写真提供／株式会社アイ・コミュニケーション）

⑥タッチパネル式テレビ電話を使う

タッチパネル式テレビ電話とは、画面に触れるだけでコールセンターにつながる電話で、音声だけでなく、テレビと同じように通話相手の画像も画面に映し出されます。コールセンターが24時間、365日対応してくれるので夜も安心です。

首にかけたボタンで、連絡できるタイプもあります。

——⑦教育的在宅緩和ケアをお願いする

かかりつけ医が在宅医療を経験していなかったり、病気の難易度や遠方のために在宅医療を断られたりする場合があります。その際には、経験豊富な在宅医やチームに、教育的在宅緩和ケアをお願いすることができます。

教育的在宅緩和ケアとは、患者さんを支え切れない医師の訪問医療に、在宅緩和ケアに慣れた医師が同行して実践教育を行うことです。遠方の場合は、オンラインで行うことも可能です。

——⑧THP(トータルヘルスプランナー)に相談する

THPは多職種協働のキーパーソンです。詳しくは、198ページを参照してください。

──⑨THP+を活用する

THP+は情報共有アプリで、厚生労働省や岐阜県が行った事業の中で、小笠原内科とサンテン株式会社が共同開発しました。どの医療機関でも、THP+の導入ができます。

THP+のメリットは在宅医療のチームで情報が共有できるだけでなく、患者さんや家族も閲覧・書き込みができる点にあります。

──⑩心のケアで支える

体を使うケアが食事や入浴の介助、おむつ交換などであるのに対し、心のケアは患者さんが笑顔になり、心が暖かくなるように支えることです。体のケアはプロに任せて、心のケアを家族で行ってほしいと私は思っています。

「人は旅立つときを選ぶ」という いのちの不思議さ

40代の清水麻衣子《しみずまいこ》さんは、末期の乳がん患者で余命3カ月と宣告され、苦しくて夜も眠れない状態。夫の雅之《まさゆき》さんは仕事で帰りが遅く、一人息子の健太郎《けんたろう》さんは受験生で、誰も清水さんのお世話ができない状況です。

清水さんには「家に帰りたい」という気持ちはあるものの、家族に迷惑がかかると心配していました。そこで、とりあえず退院をし、家で1泊してダメだと思ったら病院に戻る形を取ることにしました。

退院する頃に、私は清水さんの家まで診察に行き、室内の空気（酸素濃度21%）より濃度の高い酸素を吸入させる「酸素療法」の酸素の量を、清水さんの状態に合わせて調整しました。そして薬を投与してから、清水さんの家を後にしました。

その翌日、清水さんの表情は少し明るくなっていました。病院とは違って、ぐっすり眠れたのだそうです。「もう一日、家にいてもいいですか?」と清水さんは言いました。

こうして清水さんが家で過ごし始めて3カ月がたつと、酸素療法が不要になりました。

4カ月目に入った頃、「入院します」と清水さんが言い始めました。健太郎さんが受験を迎えるので、自分の存在が勉強の邪魔になると考えたのです。そんな清水さんに、私はゆっくりと問いかけました。

「う〜ん、気持ちはわかるけど、病院に戻ったら息子さんは心配しないかなぁ?」

しばらくの間、清水さんは考え込んでいました。そして顔を上げて、きっぱりと言いました。

「私、やっぱり家にいます」

残念ながら、健太郎さんは浪人することになりましたが、「来年も見届けたいです」と清水さんは力強く話してくれました。

翌年、健太郎さんは大学に合格しました。清水さんと私は、喜びの握手を交わしました。

健太郎さんは下宿するために家を出て、夫の雅之さんは相変わらず仕事で多忙なので、清水さんは一人で過ごしました。テレビを見たり、料理をしたり、訪問看護師やヘルパーとおしゃべりをしたりしていたようです。

退院してから1年9カ月後に、清水さんは寝たきりになりました。大学が夏休みに入り、健太郎さんが帰ってきた日の夜、雅之さんがトイレのついでに清水さんの様子を見に行くと、穏やかな表情で旅立っていました。
家族がそろい、最後の晩餐《ばんさん》を楽しんだ夜に清らかに旅立つ。このことに、雅之さんも健太郎さんも驚いていました。

「在宅医療だと、家族が介護しなければならない」
「在宅医療よりも入院のほうが安心」
「在宅医療で、孤独死させたくない」

このように思い込んでいる人がたくさんいます。**実際の介護はヘルパーに任せて、家族の手は必要がない**ということを、多くの人は知りません。

そして、「病院は安心、家は心配」だと家族が言って、患者さんを入院させようとすることがありますが、本当にそうでしょうか。

確かに、病院には医師や看護師など、大勢の人がいます。しかし、その人たちは仕事に追われていて、すべての患者さんに目を配ることは難しいのです。大勢の人がいても孤独、それが病院の実情ではないでしょうか。

孤独死は、一人で死ぬことではありません。人とのつながりがなくなって、心が孤独になって死ぬことです。たとえ一人でいるときに亡くなったとしても、本人の願いがかなったのならば大往生です。

患者さんが一人でいるときに亡くなると、「死に目に会えなかった」「一人で死なせてしまった」と悔やむ人がいます。しかし、考えてみてください。本人は、死ぬところを見られたくなかったかもしれません。また、家族の泣く姿を見たくなかったかもしれません。ですから、悔やむことはありません。

タイミングは、患者さん本人に任せればいいと思います。

ただ、**不思議なことに、一人暮らしでも誰かがいるときに亡くなる人が多い**のです。一人暮らしの患者さん（136人）のデータでは、8割の人が、へ

小笠原内科における独居患者死亡時、見送る人の有無

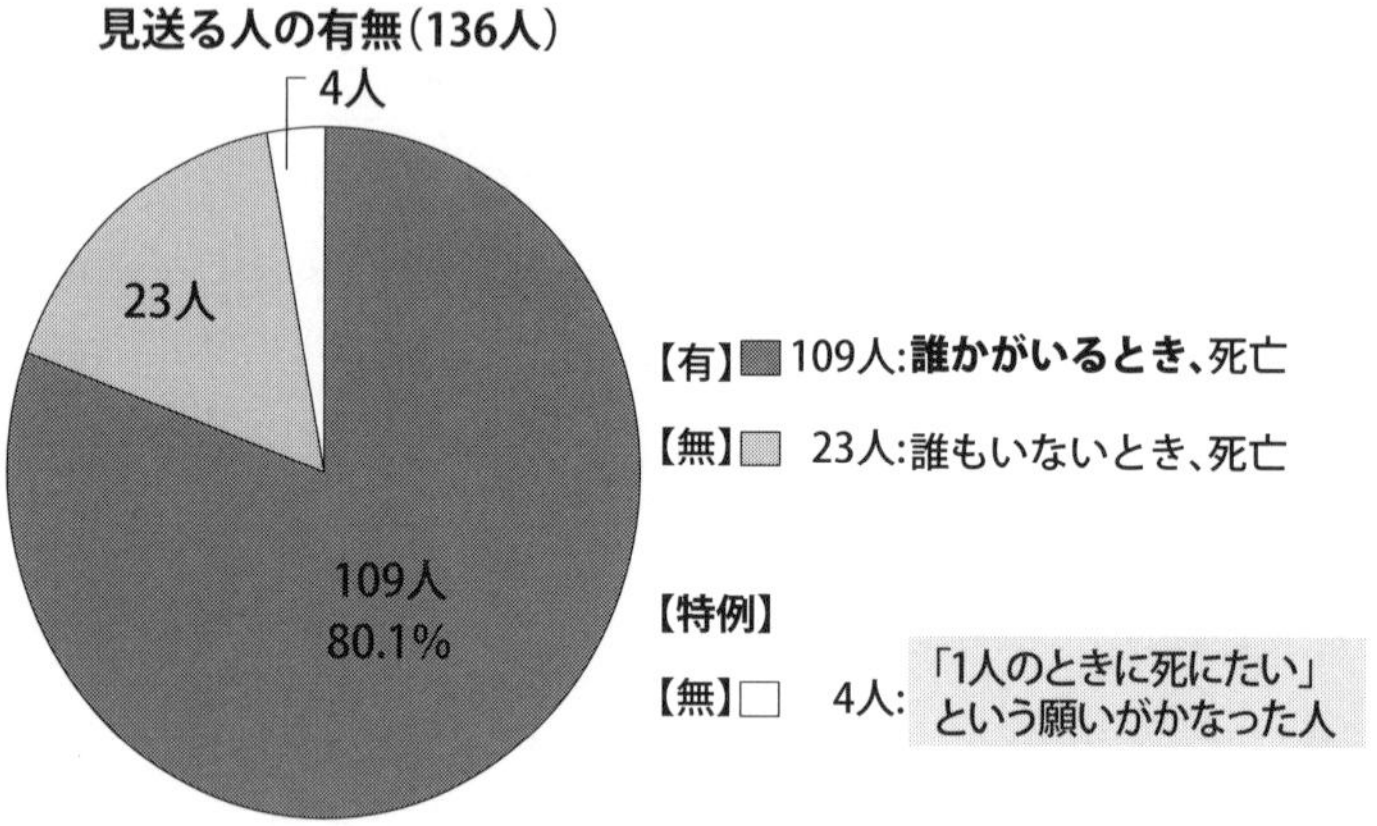

ルパーなり、看護師なり、離れて暮らしている家族なり、誰かといるときに亡くなられています。

また、「１人のときに死にたい」といつも言っていた人が４人いましたが、全員１人のときに亡くなられていました。

こうしたことから「いのちの不思議さ」に触れる機会を得られ、「人は旅立つときを選ぶ」と考えるようになりました。

知っておきたい「旅立つまでのプロセス」

死にゆくときに、患者さんの体にはどのような変化があるのか。
もちろん個人差はありますが、プロセスをあらかじめ知っておくことで、周りの人が慌てて救急車を呼んだり、患者さんの望まないことをやってしまったりせずに済むでしょう。

——旅立つまでのプロセス

○およそ2週間前の変化

患者さんは食欲がなくなるほか、食べ物や水分が飲み込みにくくなり、むせることがあります。食事量が減ってやせますが、**家族など周囲の人は患者さんに無理に食事を勧める必要はありません**。自然の流れとして、食べなくなっているのです。

そして、眠っている時間が長くなり、起きていてもうつらうつらとしています。この場合も、無理に起こす必要はありません。

○数日前の変化

口が乾燥して、言葉が出にくくなります。また、痰《たん》が切れにくくなります。意味不明な発語や、興奮が見られることもあります。これは、実際には存在しない虫などが見えたり（幻視）、誰にも聞こえない音や声が聞こえたり（幻聴）している**「お別れ現象」**です。

また、昼と夜、今いる場所、時間、家族や知人を認識できないことも少なくありません。このときに、周りの人は患者さんの言うことを受け流してください。「虫なんかいないじゃないか」「何も聞こえないよ」と否定するのが一番だめです。「かわいかったの」「聞こえてよかったね」などと返すといいでしょう。

尿の量が減ってきたり、出血や肺炎などが起こったりすることもあります。それから、血圧が下がり、手足が冷えて、血色が悪くなってきます。

ただ、パッと患者さんの調子がよくなることもあります。体調が回復して、意識がクリアになるのです。患者さんが「お酒が飲みたい」「お菓子が食べたい」「タバコを吸いたい」という希望を口にしたら、**たとえ健康によいとされていないことでも応じてあげましょう。**

家族など周りの人は「よくなった」と思うのですが、この状態は長くは続きません。1～2日で患者さんはまた元の状態に戻ります。

○**直前**

ほとんど眠っています。

人によって、痰が増えて、ゴロゴロと音がすることもあります（死前喘鳴《しぜんぜいめい》）。

あごを上下に動かす「下顎呼吸《かがくこきゅう》」が始まると、残された時間は24時間前後といわれています。患者さんが苦しくあえいでいるように見えても、決して救急車を呼ばないでください。亡くなる際の自然な呼吸だからです。

呼びかけには反応しなくても、患者さんの耳は最期まで聞こえているといわれています。呼吸が止まり、全身が冷たくなります。

場合によっては、最期までおしゃべりしている人、近くにいても気づかないほど静かに息を引き取る人もいます。これも大往生であり、理想的な旅立ちですね。

○旅立ちの後

訪問看護師か在宅医に電話をして、患者さんが亡くなったことを伝えます。医師に死亡診断書を書いてもらうためなので、連絡を急ぐ必要はありません。

医療と連携していない場合は、警察に変死として捜査され、悲惨です。家で看取る予定があるのならば、あらかじめ医療と連携しておきましょう。

介護保険制度をしっかり使えば笑顔になれる

病気になったときに、「年金と貯金で足りるだろうか」などと、お金について不安を抱く人は少なくありません。また、**「在宅医療よりも入院のほうが安い」と思われがちですが、間違いです。**

在宅医療費は誰でも支払えるように、所得の多い人は負担が大きく、所得の少ない人は負担が小さくできる仕組みになっています。

さらに、患者さんの経済力に合わせて、医療費を工夫して下げることもできます。そのため、在宅医療のほうが入院よりも安いお金で、最期まで笑顔で暮らせるのです。

在宅医療でかかるお金を安くするコツは、４つあります。

――在宅医療でかかるお金を安くするコツ

①医師や看護師に、「お金がかからないようにしてほしい」と恥ずかしがらずに伝える
②医療保険や介護保険などを上手に使う
③高額療養費制度と高額介護サービス費制度を利用する
④ＴＨＰ（１９８ページ参照）がいるなど、連携・協働がスムーズなチームを探す

介護保険ができたおかげで、介護ヘルパーや訪問入浴、デイサービスなど生活を支えてくれるプロに、身体的なケアを少ない負担で頼めるようになりました。

介護保険を使うと、介護ベッドやポータブルトイレ、体位交換を楽にするエアーマットなども安価で借りられます。また、手すりをつけるなどの改修工事にも利用できます。

2004年1月から2023年12月までの20年間で、小笠原内科の在宅医療を受けていた一人暮らしの患者さん135人のうち17人（13％）が、家族に代わって身の回りの世話をする自費ヘルパーに助けてもらっていました。詳しく調べると、家で亡くなる人が増えているにもかかわらず、自費ヘルパーを利用する人は減っています。

その理由は2つあります。まず、私の著書を読まれた患者さんの家族が、「一人暮らしでも大丈夫」と安心されたことです。一人暮らしの患者さんが自費ヘルパーを依頼するケースのほとんどは、離れて暮らす家族の意思です。**家族が安心すれば、お金を使わずに済む**ということです。これが重要です。

そして、在宅医療の質の向上です。一人暮らしの患者さんを支えるノウハウが蓄積され、スキルが上がりました。そのため、**自費ヘルパーを使わなくても、最期まで患者さんを支えることができる**ようになりました。

医療費の自己負担額は、年齢や所得によって上限が異なります。若い人や所得の多い人ほど上限額が高くなりがちです。

また、病院での検査や入院を繰り返して状態が悪化すると、医師や訪問看護師、ヘルパーを呼ぶ回数が増え、在宅医療費が高くなります。

私の経験では、がんの患者さんは寝たきりになる期間が短いので、介護にかかるお金が少ない傾向にあります。

患者さんの1カ月当たりの、24時間介護の自己負担額の平均は、死亡2カ月前が3万1901円、1カ月前が3万2223円、そして当月が4万4662円でした。

独居看取り数とそのうち自費ヘルパーが入った人数

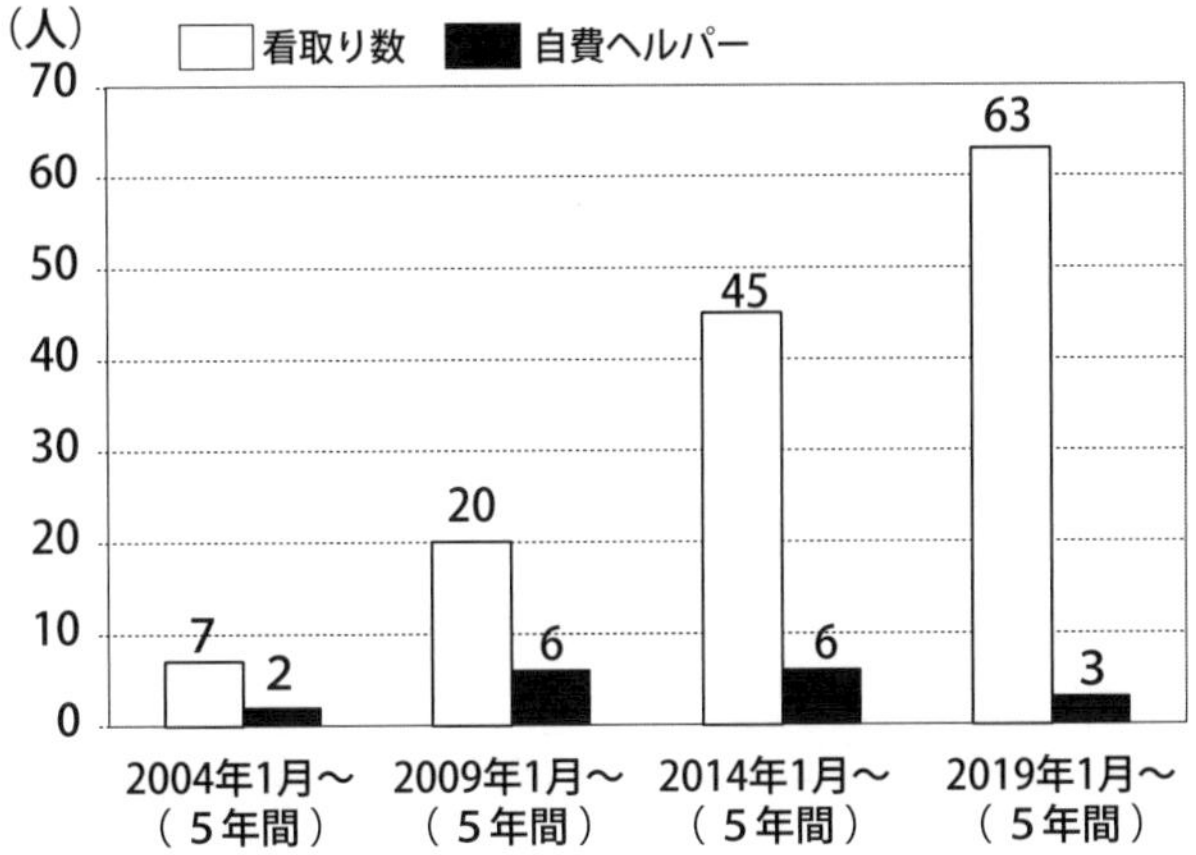

独居看取りまでに自費ヘルパーが入った割合

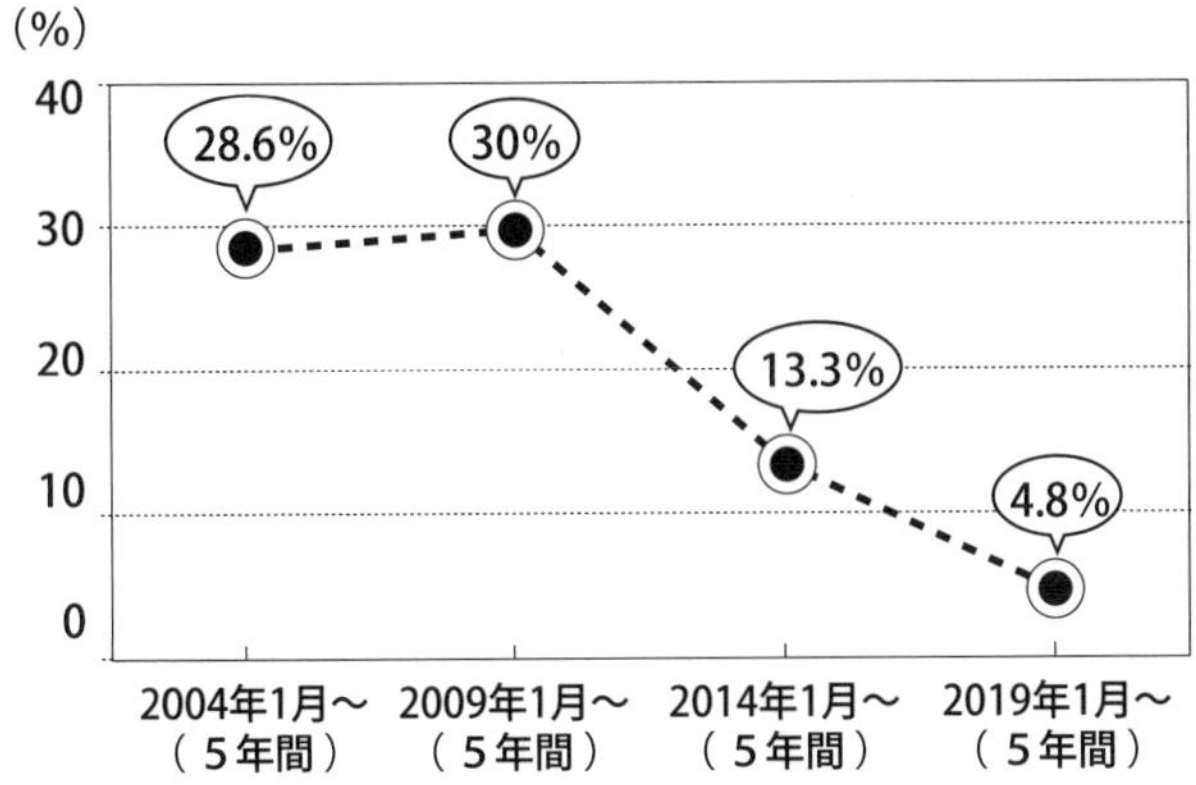

さらに、がんの場合はモルヒネやPCA（210ページ参照）を使って痛みと苦しみを取り除くことができるので、緩和ケアも難しくありません。小笠原内科のデータでは、直近の10年間だと、一人暮らしをしているがん患者さんの在宅看取り率は90％以上です。

在宅医療を受けている患者さんの中には、デイサービス（通所介護）を楽しみにしている人が大勢います。

デイサービスでは、要介護1～5の認定を受けた人が、昼間に日帰りでリハビリテーションや、食事・入浴・レクリエーションなどの介護サービスを受けられます。朝から夕方まで滞在するのが一般的で、送迎も施設が行います。家族が「留守をするから1日だけ面倒を見てほしい」というときにも利用できます。

ここまでの話で、**在宅医療費は実は安くできる、そして患者さんと家族の自由度も満足度も高い**という2点をお伝えできたのではないかと思います。

独居患者が亡くなるまでの3カ月間の在宅医療費と自己負担額平均（がん 59人・非がん 26人）

【在宅医療費　平均値】（2017.4～2023.11）		死亡 前々月	死亡 前月	死亡月
		57人	72人	85人
医療保険	クリニック等	194,214円	229,900円	292,466円
	訪問看護ステーション	113,463円	142,609円	137,416円
	薬局	35,268円	36,163円	25,614円
	小計	342,945円	408,672円	455,496円
	ⓐ自己負担	**14,988円**	**17,214円**	**18,159円**
介護保険	居宅療養管理料	3,261円	3,375円	3,120円
	訪問看護	13,655円	10,808円	7,777円
	訪問薬剤	7,125円	7,730円	4,154円
	訪問介護	70,463円	80,491円	62,992円
	訪問入浴	2,421円	3,988円	2,833円
	デイサービス等	12,088円	9,031円	3,688円
	福祉用具	10,390円	12,200円	12,868円
	小計	119,403円	127,623円	97,432円
	ⓑ自己負担	**12,492円**	**13,244円**	**10,202円**
自費	自費ヘルパー等	4,086円	1,288円	512円
	交通費	335円	477円	565円
	エンゼルケア			5,224円
	死亡診断書			10,000円
	ⓒ自己負担	**4,421円**	**1,765円**	**16,301円**
在宅医療費	**合計**	**466,769円**	**538,060円**	**569,229円**
自己負担額（ⓐ＋ⓑ＋ⓒ）	**合計**	**31,901円**	**32,223円**	**44,662円**

#1 実質の自己負担の割合は、人によって1割・2割・3割負担があり、その全員の平均値を表に示した。

#2 在宅がん医療総合診療料を算定したケースは、医師・看護師まとめての請求となるので、医師：看護師は1：1に案分している。

#3 小規模多機能型居宅介護を利用した場合は、「訪問介護」の項目に分類している。

#4 エンゼルケアを行ったのは42例（内10,000円40例、連携先の金額22,000円2例）である。

#5 介護で介護保険限度額を超えたケース（3例）は、超えた金額分を自費ヘルパー等に含める。

#6 自治体が、介護保険でタッチパネル対応巡回型ヘルパーを認めなかったケースが1例ある。

おわりに

私の実家は、岐阜県羽島市《はしま》に戦国時代から続く浄土真宗の伝法寺です。父は22代住職でした。

私が8歳のときに、父から「これを読みなさい」と渡されたのが「仏説阿弥陀経《ぶっせつあみだきょう》」というお経でした。漢字が難しくて読めないので、別院の輪番さんが読むのを口でまねて、丸暗記しました。

そして9歳のときに得度《とくど》を受けました。得度は、僧侶となるための出家の儀式です。

得度を受けてから家に帰ると、父に言われました。

「おまえのおじいさんは、網走《あばしり》刑務所の教誨師《きょうかいし》をしていた。教誨師は、刑務所で服役中の囚人に、過ちを悔い改めるための道を説く者だ。おまえは今日から僧侶だが、死刑を執行される人に何を語るのか？」

「えっ？　わからん。何を勉強すればいいの？　宗教？」

「いや、宗教を学ばなくてよい。哲学だ。哲学とは生き方、死に方を考えることだ。人は必ず死ぬ。死の間際にいて生きる人に何を語るのか、それを一生考えなさい」

　それからは、父の代わりに「月参り《つきまい》」といって、檀家さんの仏壇の前で読経をしていました。

　当時、私は小学3年生でしたが、父から「家で勉強するな。授業中に命がけで先生の話を聞いて全部覚えよ」と言われ、放課後には袈裟《けさ》に着替えて、檀家さんの家を回っていたのです。


**　こうした父の言葉や僧侶としての経験、病院に勤務する医師としての経験、在宅ホスピス緩和ケアで一人暮らしの方を136人看取った経験などが、今の私の考え方に大きく影響を与えているのかもしれません。**

小笠原内科を開業し、在宅医療に取り組んでから34年の月日が流れました。病院勤務時代も含め、看取った患者さんは、2500人です。

「病院では苦しんでいた患者さんが、家に帰ると痛みや不安が消えて、朗らかに暮らせる」

「笑うから、長生きする。そしてコロッと旅立てる」

「がんになっても、一人暮らしでも、お金がなくても、最期まで家で暮らせる」

こうしたことを一人でも多くの人に伝えるため、日本各地や海外で講演を行い、積極的に啓発活動に取り組んできました。

また、私の著書『なんとめでたいご臨終』『最期まで家で笑って生きたいあなたへ　なんとめでたいご臨終2』（いずれも小学館）では、患者さんが希望死・満足死・納得死をされて旅立たれ、遺族も「笑顔でピース」で見送ったエピソードを多数紹介しました。

すると、大きな反響を呼び、２０１７年に出版した『なんとめでたいご臨終』は、中国・台湾・韓国でも発売されました。

多くの人に在宅医療のよさを知ってもらうために啓発活動を続けてきた私も、75歳を迎えました。後期高齢者ではありますが、〝高貴高麗者〟にはほど遠い状態です。

目の病気をしてから視力の低下が進んで、文字を読むスピードも書くスピードも落ちてしまいました。昔なら10分もかからずに読み終えられた文章でも、今だと1時間ほどかかります。

そのような状態でも再び本を書いたのは、最期まで住み慣れた家で笑って生きて笑って死ぬという大往生は、誰でも迎えられるということを信じてほしいからです。

「笑う門には福来る」

大往生を迎えるために大切なのは、本人や家族、周りの人の笑顔です。
では、この本も皆さんご一緒に、笑顔でピースをして締めくくりましょう。

「イェ〜イ！」

70年の長きにわたりご縁の中でいのちの学びを深めさせていただいた皆様、小笠原内科・岐阜在宅ケアクリニックのスタッフ、アスコムの池田剛さん、イラストレーターの山内庸資さん、monaさん、フリー編集者の森真希さん、本書に携わってくださったすべての皆様に心からお礼申し上げます。

2024年1月23日　感謝の日々　暖かく　小笠原文雄

大往生のコツ
ほどよくわがままに生きる

発行日　2024年 3 月12日　第 1 刷
発行日　2024年 4 月15日　第 2 刷

著者　　小笠原文雄

本書プロジェクトチーム
編集統括　柿内尚文
編集担当　池田剛
編集協力　森真希
デザイン　小口翔平+後藤司+嵩あかり（tobufune）
カバーイラスト　山内庸資
本文イラスト　mona
DTP　白石知美・安田浩也（システムタンク）
校正　澤近朋子

営業統括　丸山敏生
営業推進　増尾友裕、綱脇愛、桐山敦子、相澤いづみ、寺内未来子
販売促進　池田孝一郎、石井耕平、熊切絵理、菊山清佳、山口瑞穂、吉村寿美子、
矢橋寛子、遠藤真知子、森田真紀、氏家和佳子
プロモーション　山田美恵
講演・マネジメント事業　斎藤和佳、志水公美

編集　小林英史、栗田亘、村上芳子、大住兼正、菊地貴広、山田吉之、大西志帆、
福田麻衣
メディア開発　中山景、中村悟志、長野太介、入江翔子
管理部　早坂裕子、生越こずえ、本間美咲
発行人　坂下毅

発行所　株式会社アスコム

〒105-0003
東京都港区西新橋2-23-1　3東洋海事ビル
編集局　TEL：03-5425-6627
営業局　TEL：03-5425-6626　FAX：03-5425-6770

印刷・製本　株式会社光邦

Printed in Japan ISBN 978-4-7762-1321-5